妇科内分泌疾病
典型及疑难病例集锦

李晓冬　张巧利　主编

中国健康传媒集团·北京
中国医药科技出版社

U0746230

内 容 提 要

本书精选了50例妇科内分泌典型及疑难病例，覆盖常见病、多发病与罕见病，兼顾诊断思路与治疗的前沿进展。每一份病例均以真实临床场景为蓝本，以"病史抽丝剥茧—检查层层递进—诊疗环环相扣—问答提炼精髓"为主线展开，还原诊疗过程中的关键节点与思维碰撞。书中特设的"点评"模块，既能降低复杂病例的理解门槛，又能为深度学习提供拓展路径。本书适合妇产科住培医师、妇科内分泌专科医生及全科医生阅读学习。

图书在版编目（CIP）数据

妇科内分泌疾病典型及疑难病例集锦 / 李晓冬，张巧利主编 . -- 北京 : 中国医药科技出版社，2025. 8.
ISBN 978-7-5214-5497-0

Ⅰ. R711

中国国家版本馆 CIP 数据核字第 2025LZ2952 号

美术编辑　陈君杞
版式设计　华艺世纪缘

出版　**中国健康传媒集团** | 中国医药科技出版社
地址　北京市海淀区文慧园北路甲 22 号
邮编　100082
电话　发行 : 010-62227427　邮购 : 010-62236938
网址　www.cmstp.com
规格　710 × 1000mm $^1/_{16}$
印张　16 $^1/_4$
字数　287 千字
版次　2025 年 8 月第 1 版
印次　2025 年 8 月第 1 次印刷
印刷　天津市银博印刷集团有限公司
经销　全国各地新华书店
书号　ISBN 978-7-5214-5497-0
定价　**69.00 元**

版权所有　盗版必究
举报电话 : 010-62228771
本社图书如存在印装质量问题请与本社联系调换

获取新书信息、投稿、为图书纠错，请扫码联系我们。

编　委　会

主　编　李晓冬（河北医科大学第一医院）

　　　　张巧利（北京协和医院）

副主编　刘　英（河北医科大学第一医院）

　　　　付子洁（河北医科大学第一医院）

　　　　任晓东（河北医科大学第一医院）

编　委（按姓氏笔画排序）

　　　　马庆亚（河北医科大学第一医院）

　　　　王玉净（河北医科大学第一医院）

　　　　刘雪平（河北医科大学第一医院）

　　　　孙然然（河北医科大学第一医院）

　　　　陈苏宁（河北中石油中心医院）

　　　　郑　颖（河北医科大学第一医院）

　　　　宗雅迪（河北医科大学第一医院）

　　　　郝珈蓓（河北医科大学第一医院）

　　　　徐变玲（河北医科大学第一医院）

　　　　郭　伟（河北医科大学第一医院）

序

医学的进步，始终离不开临床实践的积累。每一个病例的背后，都是一个独特的生命故事；每一次诊疗，都是医学知识和实际经验的碰撞。在妇科内分泌这个既需要解码激素微语言、又涉及女性一生全周期管理的领域中，刚开始接触临床的妇科内分泌初学者常常会遇到这样的困扰：书本上的理论知识和临床上遇到的真实病例并不完全相符，故这本书以病例的形式呈现，还原了真实的临床场景。

首先，这本书充分考虑到住培医师或初学者临床经验不足，在选择病例时特别关注临床上最常见、最有教学价值的典型病例，有助于大家一步步将理论知识转化为实实在在的诊疗能力。当然，书中也包含一些疑难病例，这些病例就像"思维训练场"，能帮助大家发现自己诊疗中的盲点，让学习既有基础可循，又有挑战可破。

其次，这本书最大的特点就是"用真实病例说话"，把抽象的理论变成具体的实践。每个病例都按"病史抽丝剥茧—检查层层递进—诊疗环环相扣—问答提炼精髓"的思路展开，既还原真实诊疗场景，也对临床常见问题进行总结。书中特设的"点评"模块，既降低了复杂病例的理解门槛，又为深度学习拓宽了路径。这种理论与实践相结合的编排方式，能够帮助读者在临床思维和诊疗能力上获得全面提升。

最后，妇科内分泌疾病往往伴随着患者的心理压力和情绪波动，本书通过真实病例的展示，除了提供详细的诊疗过程，还穿插了许多医生与患者沟通的细节，让读者能够学习到如何在面对患者时展现出更多的同理心和耐心，如何用温暖的话语和专业的态度来缓解患者的焦虑和恐惧。通过学习这些沟通技巧，大家能够更好地理解患者的需求，建立起互相信任的医患关系，从而在诊疗过程中更加得心应手。

希望这本书能帮助更多的妇产科住培医师及妇科内分泌初学者，在面对复杂病情时理清思路，在诊疗困惑中找到方向，真正把知识转化成守护女性健康的能力。谨以此书献给所有热爱妇科内分泌领域的人员。

北京协和医院妇科内分泌与生殖中心主任

中国妇幼保健协会副会长

2025 年 8 月

前　言

　　医学是一门需要理论与实践深度融合的学科，而临床思维与决策能力的培养，往往始于对真实病例的反复推敲。作为妇科内分泌领域的从业者，我们深知这一领域的独特挑战——它既涉及复杂的内分泌调控机制，又与女性全生命周期的健康管理息息相关。在妇科内分泌临床工作中，每个患者的情况都像一张错综复杂的网，可能涉及多种生理或病理因素。作为医生，要用专业知识打底，通过细心观察发现线索，再一步步分析推理，才能找到病因，给出合适的治疗方案。

　　本书精选了 50 例妇科内分泌典型及疑难病例，覆盖常见病、多发病与罕见病，兼顾诊断思路与治疗的前沿进展。每一份病例均以真实临床场景为蓝本，通过"病例基本信息、主诉、现病史、既往史、月经婚育史、个人及家族史、查体、妇科检查、辅助检查、诊断思路、诊断、治疗、随访、点评"的完整脉络，还原诊疗过程中的关键节点与诊疗思维。希望读者能从中体会临床医学的复杂性与动态性，进而培养独立思考与灵活应变的能力。

　　需要特别说明的是，本书并非"标准答案集"，而是"思维训练场"。部分病例的点评中，我们有意呈现了误诊、漏诊的关键点，这种设计旨在提醒读者：面对复杂多变的病情时，永远要保持谨慎，时刻反思。医学不仅是知识的积累，同时更需要理解患者的感受。只有把专业知识和人文关怀结合起来，才能真正减少诊疗失误，才能对得起每一份托付，守护生命的重量与尊严。

　　由于时间所限，编写过程难免有疏漏和不足之处，恳请各位读者提出宝贵意见，以便日后修订完善。

李晓冬

2025 年 4 月

目 录

第二章 **卵巢功能减退相关疾病**

第三章　**不孕不育**

第四章　**性发育异常**

第一章

异常子宫出血

病例 1　月经频发

病例信息 >>

患者，女，39岁。就诊日期：2024年2月25日。

- **主诉**：月经频发6个月。
- **现病史**：患者平素月经规律，13岁月经初潮，4～5/27～28天，量中，无痛经。6个月前无明显诱因出现月经频发，月经周期缩短为17～21天，经期正常，无痛经，PMP（前次月经）2024-02-01，LMP（末次月经）2024-02-21，伴乏力，无头晕、多汗、失眠、心慌及气短等不适。近1年体重下降2.5kg，情绪易激动，食欲亢进。
- **既往史**：既往体健。否认药物服用史，否认糖尿病、脑血管疾病、精神疾病及血液疾病病史，否认手术史。
- **月经婚育史**：月经史同前。已婚。G_1P_1（孕1产1），顺产1次，工具避孕。
- **个人及家族史**：无特殊。

- **查体**：心率92次/分，身高162cm，体重52kg，BMI 19.81kg/m^2。贫血貌，甲状腺Ⅱ度肿大，质韧，未触及结节，无眼球突出及手部震颤，全身皮肤无明显瘀血、瘀斑及出血点。
- **妇科检查**：女性外阴，阴道通畅，宫颈光滑，子宫前位，大小正常，双侧附件区未触及明显异常。
- **辅助检查**（我院，2024-02-25）

（1）妇科超声：子宫大小约4.39cm×5.21cm×3.26cm。子宫内膜厚0.4cm，均质。子宫肌层回声均匀，左侧卵巢大小约2.52cm×2.69cm，右侧卵巢大小约2.33cm×2.02cm。

（2）血常规：HGB 95g/L。凝血功能未见明显异常。

（3）性激素六项：FSH 8.05mIU/ml，LH 5.34mIU/ml，PRL 13.29ng/ml，E_2 39.32pg/ml，P 0.35ng/ml，T 0.26ng/ml。

（4）甲状腺功能：TSH 0.08（0.56～5.91）μIU/ml，FT$_3$ 9.92（3.28～6.47）pmol/L，FT$_4$ 29.91（7.64～16.03）pmol/L，TRAb 32.20（0～1.75）IU/L，TPOAb 及 TGAb 阴性。

💡 诊断思路

[病例特点]

患者为 39 岁育龄期女性，既往月经规律。现月经频发 6 个月，伴乏力，近 1 年体重下降 2.5kg，情绪易激动，食欲亢进；查体贫血貌，甲状腺Ⅱ度肿大，质韧；激素六项及妇科超声无异常；甲状腺功能提示甲状腺功能亢进（简称甲亢）。

[鉴别诊断]

（1）子宫结构异常所致的月经频发：子宫结构异常通常包括子宫内膜息肉、子宫腺肌病及子宫平滑肌瘤等，上述疾病也可表现为月经频发，妇科查体及影像学检查有助于鉴别诊断，该患者妇科检查及妇科超声均未见明显异常，暂不考虑该诊断。

（2）AUB-C（全身凝血相关疾病所致异常子宫出血）：是由于全身凝血相关疾病所致 AUB（异常子宫出血），可表现为经量增多、经期延长而误认为月经频发，但该患者查体无明显瘀血、瘀斑、出血点，血常规及凝血功能无异常，无个人及家族血液病史，无出血倾向史，暂不考虑。

🔍 初步诊断

1. 无排卵性异常子宫出血（AUB-O）
2. 甲状腺功能亢进症
3. 轻度贫血

⊞ 治 疗

（1）纠正贫血：适量食用动物肝脏、红肉、红枣及菠菜等补血食物改善贫血；口服琥珀酸亚铁片 0.1g+ 维生素 C 片 0.1g，每日 3 次，1 个月复查。

（2）月经第 15 天口服地屈孕酮片 10mg，每日 2 次，共 10 天，调整月经周期。

（3）内分泌科就诊，给予口服甲巯咪唑片治疗甲状腺功能亢进症，定期复查甲状腺功能。

📋 后续情况

1 个月后复查血常规血红蛋白正常，铁含量尚未正常，继续口服铁剂 3 个月以补足储备铁，定期复查血常规及铁含量。

地屈孕酮后半周期法 3 个月调整月经，用药期间患者月经规律。

内分泌科用药，定期监测 TSH 水平，规律随诊。

点 评

住培医师

什么是月经频发？月经频发常见的病因有哪些？

正常月经周期为 28±7 天。月经周期小于 21 天，称为月经频发。月经频发在临床上较为常见，但许多患者对月经频发认识不足，常不能及时就诊。

月经频发好发于青春期及围绝经期女性，其病因混杂，包括：①器质性病变，如子宫内膜息肉、子宫腺肌病、子宫平滑肌瘤、子宫内膜病变及子宫内膜局部异常等，可引起经期延长、不规则出血等，被误认为是月经频发；②排卵障碍，如多囊卵巢综合征、肥胖、高催乳素血症及甲状腺疾病等，可导致月经频发；③全身凝血相关疾病，如各类型白血病、再生障碍性贫血（简称再障）及各种凝血因子异常等，可引起月经频发；④一些医源性因素，如放置宫内节育器、避孕药漏服等，也可导致月经频发。

主治医师

本例患者甲亢引起月经频发的机制是什么？

甲亢引起月经模式的改变可表现为月经频发、月经过多、月经稀发、月经过少甚至闭经等。本例患者为育龄期女性，平素月经规律，近6个月月经频发，因此寻找月经频发的病因非常重要。患者近1年出现体重下降，情绪易激动，食欲亢进，查体甲状腺肿大，结合甲状腺功能提示甲亢，考虑月经频发可能为甲亢所致。

甲亢导致月经异常的机制是多方面的。甲亢初期，患者SHBG（性激素结合球蛋白）增加，睾酮及雄烯二酮水平增加，导致雌二醇水平增加，可刺激子宫内膜过度增生，表现为月经过多及月经频发等。甲亢严重时，可通过负反馈作用抑制腺垂体功能，使FSH（促卵泡激素）和LH（促黄体素）下降，导致卵泡生长发育、卵巢分泌激素异常，甚至发生排卵障碍，可导致患者出现月经稀发、月经过少甚至闭经；还有卵巢颗粒细胞能够表达甲状腺过氧化物酶（TPO），TPO-Ab（甲状腺过氧化物酶抗体）可通过靶向作用对颗粒细胞产生损伤效应等。但目前甲亢对月经影响的机制尚未完全明确，仍需进一步研究。

李老师

本例患者月经频发的诊疗思路是什么？

本例患者为育龄期女性，表现为月经频发，首先应除外妊娠。其次应除外结构性因素，如子宫内膜息肉、子宫腺肌病及子宫肌瘤等，可通过超声等影像学检查辅助诊断。最后应注意，患者既往月经规律，现出现月经频发，应积极寻找诱因，如饮食、运动、体重及工作生活环境突然变化等影响。同时，月经异常时应注意甲状腺功能检查。

治疗上，重点应去除诱因。该患者月经频发系甲亢所致，应以治疗甲亢为主。同时在调整甲状腺功能期间进行月经管理，如孕激素后半周期法或口服避孕药。

（李晓冬　任晓东）

参考文献

［1］廖敏婧，张连生.铁缺乏及缺铁性贫血规范化诊治［J］.中华内科杂志，2023，62（6）：722-727.

［2］孔北华，马丁，段涛.妇产科学［M］.北京：人民卫生出版社，2024.

［3］中华医学会妇产科学分会妇科内分泌学组.异常子宫出血诊断与治疗指南（2022更新版）［J］.中华妇产科杂志，2022，57（7）：481-490.

［4］周坚红，马麟娟.月经频发的病因与诊治［J］.实用妇产科杂志，2016（32）：892-894

［5］全松，王哲.不孕症合并甲状腺功能亢进的诊治［J］.中国实用妇科与产科杂志，2024，40（6）：592-596.

［6］吴洁，再论甲状腺功能与女性生殖［J］.生殖医学杂志，2014，23（5）：345-350.

病例 2　月经稀发

患者，女，21 岁。就诊日期：2023 年 6 月 29 日。

- **主诉：** 月经稀发伴溢乳 2 年。

- **现病史：** 患者平素月经规律，12 岁月经初潮，7/30 天，量中等，轻微痛经，VAS 评分 2 分。2 年前无明显诱因出现月经稀发，周期 1~3 个月，经期及经量正常，偶有少量溢乳，未重视。1 年前因停经 3 个月就诊于当地医院，查性激素六项提示催乳素高（未见报告），间隔 1 个月后复查仍高（具体不详），妇科超声、甲状腺功能及垂体核磁未见明显异常。给予口服溴隐亭 1.25mg 每晚一次，每周增加半片至 3.75mg，服药 1 个月后复查催乳素 1.39ng/ml，遂减量至 1.25mg，后复查催乳素正常，用药期间月经规律，LMP 2023-06-21。患者于 1 个月前自行停止服药，半个月前于外院复查催乳素 97.55ng/ml，再次给予溴隐亭 1.25mg 口服。现咨询溴隐亭用药。

- **既往史：** 既往体健，否认特殊药物治疗史，否认高血压、糖尿病、冠心病、肾病、脑血管病等病史，否认肝炎、结核等传染病史，否认手术史。

- **月经婚育史：** 月经史同前。未婚，否认性生活史。

- **个人及家族史：** 父母均体健，否认家族性疾病、遗传病及传染病病史。

- **查体：** 身高 165cm，体重 52.5kg，BMI 19.28kg/m²。乳房发育正常，右侧乳房可挤出少量乳汁，无肿块及压痛。

- **妇科检查：** 女性外阴，发育正常，阴毛分布正常。患者拒绝盆腔检查。

- **辅助检查**

（我院，2023-06-29）

性激素六项：FSH 8mIU/ml，LH 11.29mIU/ml，PRL 12.95ng/ml，E₂ 23.78pg/ml，

P 0.84ng/ml，T 0.79ng/ml。

（**外院，2022-08-22**）

（1）妇科超声：子宫大小约 4.39cm×4.96cm×3.72cm。子宫内膜厚 0.5cm，均质，双卵巢正常大小。

（2）甲状腺功能：无异常。

（3）垂体 MRI：垂体未见占位性病变。

（**近期体检**）

肝肾功能无异常。

·☼· 诊断思路

[**病例特点**]

患者为 21 岁青年女性，既往月经规律，月经稀发伴溢乳 2 年，发现催乳素升高 1 年，口服溴隐亭 10 个月，用药期间月经规律，催乳素正常。自行停药后复查催乳素再次升高；查体右侧乳房可挤出少量乳汁；甲状腺功能无异常，垂体 MRI 未见占位性病变。

[**鉴别诊断**]

（1）多囊卵巢综合征（PCOS）：PCOS 也可出现月经稀发，且 20%～35% 的 PCOS 患者血清 PRL（催乳素）水平轻度增高，但 PCOS 往往合并高雄激素血症和（或）高雄体征和（或）卵巢多囊样改变，该患者雄激素及妇科超声未见明显异常，暂不考虑。

（2）甲状腺功能减退症：甲减患者也可有月经稀发，且升高的 TRH（促甲状腺激素释放激素）可引起 PRL 细胞增生，垂体可增大，40% 患者可合并 PRL 升高，该患者甲状腺功能正常，可鉴别。

（3）早发性卵巢功能不全（POI）：POI 也可出现月经稀发甚至闭经，但激素特点往往以 FSH 升高、雌激素水平降低为主，结合激素水平可鉴别。

初步诊断

1. 月经稀发
2. 高催乳素血症

⊞ 治 疗

继续给予溴隐亭 1.25mg/d。1 个月复查 PRL。

☑ 后续情况

用药期间患者月经规律来潮，无不适。用药后 1 个月后复查 PRL 为正常范围，建议后续 1~3 个月定期复查。

点 评

住培医师

什么是月经稀发？月经稀发的常见病因是什么？

月经周期延长，超过 35 天，但短于 6 个月，称为月经稀发。

造成月经稀发的因素：①下丘脑和垂体因素：促性腺激素释放激素或促性腺激素分泌或调节异常可引起月经稀发，如体重下降、神经性厌食、过度运动、HPRL（高催乳素血症）等；②卵巢因素：PCOS、卵巢功能减退或卵巢早衰可引起月经稀发；③其他因素：库欣综合征、先天性肾上腺皮质增生、肾上腺肿瘤等也可引起月经稀发。

主治医师

本例患者 HPRL 引起月经稀发的机制是什么？

PRL 水平增高能够抑制中枢促性腺激素释放系统，从多方面影响促性腺激素的分泌。一方面，升高的 PRL 通过抑制下丘脑 kisspeptin 神经元和其他促性腺激素释放激素（GnRH）传入神经元，抑制 GnRH 脉冲性分泌；另一方面，PRL 是垂体激素，升高的 PRL 可直接抑制垂体 LH 和 FSH 的分泌，从而引发月经稀发，甚至闭经。

李老师

本例月经稀发患者的诊疗思路是什么？

月经稀发是一临床表现，其原因多种多样，通常与下丘脑－垂体－卵巢轴（HPO 轴）相关，也可能与甲状腺功能、肾上腺疾病或胰岛素水平相关。

本例患者月经稀发伴溢乳 2 年，性激素检查提示催乳素升高，考虑月经稀发原因为 HPRL。HPRL 可抑制 HPO 轴，引起排卵障碍。因此 HPRL 的治疗需要药物降低 PRL，PRL 恢复正常后，月经大多可恢复正常。但治疗同时仍需寻找该患者 PRL 升高的原因。

（李晓冬　陈苏宁　任晓东）

参考文献

［1］姚元庆，王辉.月经稀发的病因和诊治［J］.中国实用妇科与产科杂志，2016，32（12）：890-891.

［2］蒋术一，王秀霞.不孕症合并高催乳素血症的诊治［J］.中国实用妇科与产科杂志，2024，40（6）：583-587.

病例 3　月经过多

病例信息 〉〉

患者，女，29 岁。就诊日期：2023 年 6 月 25 日。

· **主诉**：间断月经量增多 2 年。

· **现病史**：平素月经规律，12 岁月经初潮，5/30 天，量中，无痛经。2 年前无明显诱因出现经量增多，较之前月经量增加 1/3，经期及周期均正常，偶伴乏力，无胸闷、气短及头晕等不适，曾就诊于当地医院，妇科超声未见明显异常（未见报告），血常规提示轻度贫血（未见报告），给予抗贫血药口服纠正贫血至今。LMP 2023-06-01。现为进一步治疗就诊于我院。

· **既往史**：既往体健。2021 年行剖宫产术，否认其他手术史，否认抗凝药物服用史，否认糖尿病、脑血管疾病、精神疾病史。

· **月经婚育史**：月经史同前。已婚。G_1P_1，剖宫产 1 次。工具避孕，有生育需求。

· **个人及家族史**：父母体健，无遗传性疾病或特殊家族病史。

· **查体**：身高 165cm，体重 53kg，BMI 19.47kg/m^2。

· **妇科检查**：女性外阴，阴道通畅，宫颈光滑，子宫前位，大小正常，双侧附件区未触及异常。

· **辅助检查**（我院，2023-06-25）

（1）妇科超声：子宫大小约 5.2cm×5.6cm×4.2cm，子宫内膜厚 1.1cm，均质。

（2）血常规：HGB 91g/L，凝血常规及 D- 二聚体无异常。

（3）性激素：PRL 11.6ng/ml，E_2 100.2pg/ml，P 8.19ng/ml，T 0.6ng/ml。

（4）甲状腺功能：无异常。

💡 诊断思路

[病例特点]

患者为 29 岁育龄期女性，既往月经规律，近 2 年月经过多，经期及周期正常；查体及妇科检查无特殊；甲状腺功能、凝血功能及妇科超声无特殊；性激素结果提示为黄体期激素水平。

[鉴别诊断]

（1）AUB-C：全身凝血相关疾病也可引起月经过多，多相关病史明确，存在凝血功能异常，该患者既往无凝血相关疾病史，辅助检查不支持凝血功能异常，暂不考虑。

（2）结构性病变引起的 AUB：该患者妇科超声及查体未发现结构性病变，暂不考虑。

🔍 初步诊断

1. 异常子宫出血 – 子宫内膜局部异常（AUB-E）？
2. 轻度贫血

⊞ 治 疗

（1）给予口服琥珀酸亚铁片 0.1g+ 维生素 C 片 0.1g，每日 3 次，纠正贫血，定期复查血常规。

（2）药物治疗：经期加用口服氨甲环酸片 1g/d，月经后半周期给予地屈孕酮，即月经第 15 天开始口服地屈孕酮片 10mg，每日 2 次，共 10 天，观察下次月经情况。

📋 后续情况

口服地屈孕酮转经后月经量较前明显减少，继续月经后半周期口服地屈孕酮共 3 个周期。贫血较前改善。

点 评

住培医师

什么是月经过多？

既往月经过多（heavy menstrual bleeding，HMB）指经量＞80ml。但目前月经过多的评价标准更加重视患者的主观感受，女性自觉月经量多，影响生活质量，即可诊断月经过多。

HMB 是经常被忽视的临床问题，可以引发贫血，影响女性健康，并可涉及多种病因，一般包括：内分泌原因如甲状腺功能异常、多囊卵巢综合征、肥胖以及各种原因引起的排卵功能障碍；器质性病变如子宫肌瘤、子宫腺肌病、子宫内膜病变等；全身凝血相关疾病如肝肾疾病、血液系统疾病等；医源性因素如宫内节育器、抗凝药物的使用等。

主治医师

本例患者为何诊断为 AUB-E？

AUB-E（AUB-endometrial）是与子宫内膜凝血机制异常、纤溶亢进或血管舒张因子异常有关的 AUB。患者月经周期规律，仅表现为月经过多。AUB-E 目前没有特异性诊断方法，为排除性诊断。需排除引起 AUB 的其他原因，如结构性病变相关 AUB、AUB-C、AUB-O、AUB-I（医源性异常子宫出血）等。

本例患者有剖宫产史，故其月经过多的原因首先要除外剖宫产切口憩室。剖宫产切口憩室属于 AUB-N（未分类异常子宫出血），一般表现为经期延长、淋漓出血，但该患者超声未提示此诊断。性激素检查提示有排卵，可除外 AUB-O。此外，该患者无明确凝血相关疾病史及特殊用药治疗史，结合其他辅助检查，可除外 AUB-C、AUB-I 等原因，故可以按 AUB-E 经验性诊断。

李老师

该 AUB-E 患者如何治疗？

AUB-E 主要病因是子宫内膜凝血机制异常、纤溶亢进或血管舒张因子异常，故治疗以药物为主。

治疗需考虑患者年龄、症状、有无生育要求等。有避孕要求者可选择左炔诺孕酮宫内缓释系统（LNG-IUS）或复方口服避孕药（COC），应用 LNG-IUS 需告知可能出现月经模式的改变如不规则阴道出血、闭经等；应用 COC 需注意其对于肥胖或血栓前状态等特殊人群的血栓风险等。也可采用孕激素类药物，多为全周期治疗，但其减少月经量的治疗效果可能不如前两种药物。还可采用纤溶抑制剂如氨甲环酸等药物减少月经量。如治疗效果不佳，需进一步明确病因，必要时可行宫腔镜检查。对于再无生育要求者，也可以考虑保守性手术如子宫内膜去除术。

本患者就诊时已是黄体中期，采用氨甲环酸联合孕激素后半周期法治疗，嘱其下次月经后就诊，根据月经量决定下个月经周期是否需要调整用药方案。必要时可改用孕激素全周期法或 COC。

（李晓冬　陈苏宁　任晓东）

参考文献

［1］赖爱鸾，夏恩兰．月经过多的病因与治疗进展［J］．中国妇幼保健，2009，24（33）：4765-4767.

［2］周坚红，马麟娟．月经频发的病因与诊治［J］．实用妇产科杂志，2016，32（12）：892-894.

［3］中华医学会妇产科学分会妇科内分泌学组．排卵障碍性异常子宫出血诊治指南［J］．中华妇产科杂志，2018，53（12）：801-807.

病例 4　月经过少

患者，女，37 岁。就诊日期：2024 年 8 月 29 日。

·**主诉**：月经量减少 2 年，加重 1 年。

·**现病史**：患者既往月经规律，11 岁月经初潮，6～7/28 天，量中等，偶有痛经，VAS 评分 3 分。2 年前起月经量较前减少一半，经期缩短至 3 天，周期无明显变化，未就诊。近 1 年经量较前减少明显，经期缩短至 1 天，可浸透 2 片日用卫生巾，月经周期无明显改变。4 个月前于外院查性激素六项未见明显异常。PMP 2024-07-18，LMP 2024-08-15。无生育要求。自诉近 2 年工作压力较大，近几年体重无明显变化。

·**既往史**：2021 年因"宫颈病变"行"宫颈锥切术"（具体病理结果描述不详）。否认避孕药物、抗凝药物服用史，否认其他疾病病史。

·**月经婚育史**：月经史同前。已婚。$G_4P_2A_2$，顺产 2 次，人工流产 2 次，末次流产时间：8 年前。工具避孕。

·**个人及家族史**：父亲体健，母亲 50 岁患"高血压"，余无特殊。

·**查体**：身高 160cm，体重 59kg，BMI 23.05kg/m^2。

·**妇科检查**：已婚外阴，阴道通畅，宫颈呈锥切术后改变，表面光滑，子宫前位，大小正常，双侧附件区未触及异常。

·**辅助检查**（我院，2024-08-29）

（1）妇科超声：子宫大小约 5.0cm×4.95cm×3.83cm。子宫内膜厚 1.37cm，规则，均质。剩余宫颈大小约 2.22cm×2.94cm。左侧卵巢大小约 2.96cm×2.95cm，内可见黄体回声，右侧卵巢大小约 2.01cm×1.03cm。

（2）AMH：2.04ng/ml。

（3）甲状腺功能：未见明显异常。

诊断思路

[病例特点]

患者为育龄期女性，月经周期规律，自觉月经量减少2年，但1天可浸透2片日用卫生巾，查体及妇科检查无特殊。月经中期妇科超声提示子宫内膜厚1.37cm，可见黄体。性激素六项及AMH（抗米勒管激素）正常。

[鉴别诊断]

（1）宫腔粘连：多见于宫腔操作术后，可导致月经过少，甚至闭经。患者虽有2次人工流产史，末次人工流产距今8年，月经过少出现于2年前，暂不考虑。

（2）甲状腺功能减退症：甲状腺功能减退也可引起经量过少，该患者甲状腺功能正常，可鉴别。

（3）POI：女性40岁之前出现卵巢功能衰退，可表现为月经稀发、月经过少、FSH＞25mIU/ml、雌激素水平降低，该患者性激素六项及AMH未见明显异常可鉴别。

初步诊断

月经过少

治　疗

（1）保持心情愉悦，规律作息，适度锻炼身体。

（2）向患者宣教其仅为自我感觉经量减少，考虑患者无生育要求，建议观察。但患者期望增加月经量，要求用药，故给予口服中药调理，嘱其服药期间记录月经量情况，3个月复诊。

后续情况

3个月后复查，月经周期正常，经期由1天变为3天，月经量较前增多，无其他不适。嘱其停药，继续观察月经量情况。

点 评

住培医师

怎样判断患者属于月经过少？

月经过少（hypo-menorrhea）是妇科内分泌疾病的常见症状，指月经周期正常，经量明显减少或点滴出血，既往定义为经量少于5ml。最新指南中月经过少评估标准为"患者自觉月经量较以往减少，或呈点滴状"。月经过少在月经异常疾病中的发生率约为8.8%。

主治医师

引起月经过少的主要原因有哪些？

日常生活中多数人更重视月经过少，担心其为卵巢功能减退或生育力下降的信号，但两者并不一定等同，月经过少的原因很多，包括：①子宫内膜因素：子宫内膜损伤是月经过少最常见的病因，导致内膜损伤的原因主要有人工流产、药物流产、宫腔内感染等；②内分泌因素：生殖内分泌激素的异常也是月经过少的重要病因，如卵巢储备功能减退、甲状腺功能异常、多囊卵巢综合征、高催乳素血症等；③中枢性因素：精神压力大、运动过度、减肥不当、肥胖、饮食障碍等引起中枢下丘脑受到抑制，也可导致月经过少甚至闭经；④原因不明的月经过少。

李老师

本例患者诊疗的特殊之处有哪些?

临床上多数人对月经过少较为紧张及焦虑。对于主诉为"月经过少"的患者,在诊治过程中应首先评估是否真正存在月经量过少。

月经过少通常表现为呈点滴状,时间缩短,1次月经总量不能浸透1片日用型卫生巾。

本例患者经期由先前6~7天变为1天,但可浸透2片日用卫生巾,评估出血量为30~40ml,通过完善妇科超声知内膜厚1.37cm,可见黄体,提示有排卵,卵巢功能及甲状腺功能无异常,无生育要求,可观察。但患者对月经量减少非常介意,故可辅助中药调理月经量,嘱其保持心情愉悦。

(李晓冬　任晓东)

参考文献

[1]中华医学会妇产科学分会妇科内分泌学组.异常子宫出血诊断与治疗指南(2022更新版)[J].中华妇产科杂志,2022,57(7):481-490.

[2]孔北华,马丁,段涛.妇产科学[M].北京:人民卫生出版社,2024.

[3]李冬华,吴洁.月经过少的病因与诊治.实用妇产科杂志,2016(32):885-887.

病例 5　经间期出血

病例信息 >>

患者，女，33 岁。就诊日期：2024 年 9 月 1 日。

· **主诉**：经间期出血 2 个月。

· **现病史**：平素月经规律，14 岁初潮，5/30～32 天，量中等，无痛经。近 2 个月出现月经干净后 7～9 天再次阴道出血，量少，无腹痛，每日少于 1 个护垫量，色鲜红，2～3 天自行血止，未用药物治疗。LMP 2024-08-19。今晨再次阴道少量出血，淡粉色，无腹痛，为进一步诊疗来院。

· **既往史**：既往体健，12 年前行剖宫产术 1 次。否认高血压、糖尿病、冠心病、肾病、脑血管病等病史，否认血栓病史，否认乳腺癌家族史。

· **月经婚育史**：已婚。G_1P_1，工具避孕，目前暂无生育要求。

· **个人及家族史**：父母体健，个人及家族史无特殊。

· **查体**：身高 158cm，体重 55kg，BMI 22.03kg/m^2。

· **妇科检查**：女性外阴，阴道通畅，宫颈光滑，可见少量血液自宫口流出，子宫后位，大小正常，双附件未触及异常。

· **辅助检查**（我院，2024-09-01）

（1）妇科超声：子宫大小约 5.07cm×5.22cm×4.43cm。子宫内膜厚 1.0cm，均质。左卵巢内见直径约 2.25cm 暗区。

（2）近期体检血常规、甲状腺功能及乳腺彩超无异常。

🔍 诊断思路

[病例特点]

患者为 33 岁育龄期女性，平素月经规律，近 2 个月月经中间少量出血；妇科检查提示出血来自宫腔，超声见左卵巢内见直径约 2.25cm 暗区，且患者现为月经中期，考虑为成熟卵泡。

[鉴别诊断]

（1）黄体功能不足或萎缩不全：这 2 种情况也可出现异常子宫出血，但黄体功能不足出血多表现月经周期缩短或经前期出血；黄体萎缩不全多表现为经期延长。以上与该患者症状不相符，暂不考虑。

（2）剖宫产切口憩室：这种情况应有剖宫产史，可表现为经间期出血或经期延长等，B 超提示剖宫产瘢痕憩室。该患者超声未见明显异常，暂不考虑。

🔍 初步诊断

围排卵期出血

➕ 治 疗

给予口服地屈孕酮 10mg，每日 2 次，共 10 天，口服。下次月经后半周期继续口服地屈孕酮。连续应用 3 个周期。告知患者如用药过程中症状未改善，及时就诊。

📋 后续情况

地屈孕酮用药 3 个月，用药期间月经周期正常，无经间期出血。

点 评

住培医师

经间期出血及排卵期出血的定义是什么？

经间期出血（intermenstrual bleeding，IMB）是介于两次正常月经之间的出血，包括每个周期固定时间出现的出血，或随机的经间期任意时间出血，不包括同房出血。

排卵期出血属于经间期出血，发生在下次月经来潮前14~15天，历时3~4天，血量少，偶可伴有下腹疼痛或不适，可能与排卵期雌激素波动使子宫内膜脱落有关。

主治医师

本例患者为什么考虑排卵期出血？

本例患者平素月经规律，近2个月月经中间少量出血，超声提示左卵巢内见直径约2.25cm暗区，且患者现处于月经中期，考虑为成熟卵泡，故考虑出血原因为排卵期出血。

临床上可通过基础体温测定、监测排卵试纸及超声监测卵泡等确定是否有排卵。

排卵期出血原因包括围排卵期雌激素水平波动，导致子宫内膜脱落，从而引起出血。

李老师

排卵期出血的治疗是怎样的？

排卵期出血的主要原因是围排卵期雌激素水平的波动导致子宫内膜脱落。如出血量不多可观察或加用止血药物。反复排卵期出血或出血时间长的患者，可采用以下治疗方法：孕激素后半周期治疗法；COC 从月经第 1～5 天开始口服，每天 1 粒，连用 21 天。以上方案可以连用 3～6个周期。

（李晓冬　陈苏宁　任晓东）

—— 参考文献 ——

[1] Sridevi R. Intermenstrual and post-coital bleeding [J]. Obstetrics Gynaecology and Reproductive Medicine，2011，21（10）：288-291.

[2] 张炜. 经间期出血的病因与诊治 [J]. 实用妇产科杂志，2016，32（12）：887-890.

病例 6 子宫腺肌病（AUB-A）

患者，女，49 岁。就诊日期：2024 年 11 月 17 日。

· **主诉：** 发现子宫腺肌病 10 个月，经期延长伴量多 13 天。

· **现病史：** 16 岁初潮，平素月经规则，7/30 天，量偏多，有血块，痛经重，VAS 评分 7 分。患者 10 个月前因阴道持续大量出血就诊于当地医院，查超声提示：子宫腺肌病，宫腔内稍高回声待诊。输血后行宫腔镜手术，术后病理：子宫内膜息肉、子宫肌瘤（具体不详），后续无特殊处理。术后月经规律，月经量仍多。LMP 2024-11-04，月经量明显增多，持续至今（最多时半小时浸满 1 片卫生巾），未予诊治。2 天前出现恶心、呕吐、胸闷、气短、乏力等症状，今日就诊于我科门诊，查血红蛋白 58g/L，妇科超声示：子宫内膜不均质待诊；子宫肌层弥漫性改变（子宫腺肌病），收入院。

· **既往史：** 既往体健，否认抗凝药物服用史，否认高血压、糖尿病、脑血管疾病史。

· **月经婚育史：** 月经史同前。23 岁结婚。G_4P_2，顺产 2 次。

· **个人及家族史：** 无特殊。

· **查体：** 身高 158cm，体重 60kg，BMI 24kg/m^2，贫血貌，皮肤黏膜未见瘀点瘀斑，腹软，无压痛、反跳痛。

· **妇科检查：** 已婚外阴，阴道通畅，宫颈肥大，光滑，可见血液自宫口流出，无举痛及摇摆痛。子宫后位，如孕 2 个月大小，质中，活动度可，无压痛，双附件未触及明显异常。

· **辅助检查**

（1）妇科超声：子宫体后位，大小约 6.81cm × 5.99cm × 7.04cm，肌层回声呈粗颗粒状。子宫内膜厚度约 1.16cm，规则，不均质，呈不均匀稍高回声。提示：子宫内膜不均质待诊；子宫肌层弥漫性改变（子宫腺肌病）。

（2）血常规：HGB 58g/L，红细胞压积 17.8%；凝血常规未见明显异常。

（3）CA125：32.1U/ml。

诊断思路

[病例特点]

患者为女性，49 岁，平素月经规律，经量偏多，痛经。10 个月前因阴道大量出血就诊，行宫腔镜手术，术后诊断为子宫内膜息肉、子宫黏膜下肌瘤、子宫腺肌病，术后无特殊处理。此次为 13 天前出现月经量多伴重度贫血，妇科检查子宫增大，超声提示子宫内膜 1.16cm、不均质，子宫腺肌病。

[鉴别诊断]

（1）子宫内膜癌：以异常子宫出血为主要症状，子宫呈均匀增大或正常大小，超声可见子宫内膜增厚不均或宫腔占位，子宫内膜病理可确诊。结合患者既往宫腔镜检查，暂不考虑该诊断。

（2）子宫平滑肌瘤：可表现为经量增多、经期延长，查体子宫不均匀增大，超声检查子宫可见低回声改变。结合患者查体、超声检查结果暂不考虑。

初步诊断

1. AUB-A（异常子宫出血 - 子宫腺肌病）

2. 重度贫血

治疗

（1）入院后给予去白悬浮红细胞纠正贫血，缩宫素、氨甲环酸止血治疗，效果欠佳，行刮宫术止血。病理：子宫内膜单纯性增生，多灶性腺体嗜酸性化生。向患者交代病情后，患者要求行腹腔镜全子宫 + 双侧输卵管切除。术后病理：子宫腺肌病，双侧输卵管未见著变。

（2）出院后继续纠正贫血：适量食用动物肝脏、红肉、红枣及菠菜等补血食物改善贫血；口服琥珀酸亚铁片 0.1g+ 维生素 C 片 0.1g，每日 3 次，1 个月复查。

后续情况

1 个月后复查血常规，血红蛋白 105g/L。继续口服铁剂 3 个月，定期复查血常规及铁含量。

点 评

住培医师

本例患者异常子宫出血的原因是什么？

异常子宫出血原因包括结构性因素以及非结构性因素（PALM-COEIN）。本例患者既往月经规律、经量偏多、痛经，10 个月前出现阴道大量出血，结合超声及宫腔镜检查，病理提示：子宫平滑肌瘤、子宫内膜息肉，考虑既往出血与 AUB-P（子宫内膜息肉所致异常子宫出血）、AUB-L（子宫平滑肌瘤所致异常子宫出血）及 AUB-A 有关；此次以月经量过多、经期延长就诊，超声提示子宫腺肌病、子宫内膜增厚，诊刮（诊断性刮宫）病理提示子宫内膜单纯性增生，考虑此次出血与 AUB-A 和 AUB-O 有关。需要注意的是该患者既往"规律"的月经是否为有排卵的月经。综合以上情况，该患者异常子宫出血为多原因所致。

主治医师

本例患者诊疗过程中有哪些问题值得思考？

本例患者自月经初潮月经量偏多、严重痛经，但并未重视。10个月前因阴道大量出血行宫腔镜手术，术后未进行月经管理，最终导致子宫腺肌病、严重贫血。

一方面，对大众应加强月经问题的宣教，增强防病意识。另一方面，如在第一次宫腔镜术后给予口服孕激素类药物或左炔诺孕酮宫内缓释系统等处理，可能在一定程度上避免本次大量出血的发生及内膜病变的进展。

李老师

子宫腺肌病的治疗及长期管理是怎样的？

子宫腺肌病的治疗应综合患者的年龄、症状及生育需求考虑。

对于年轻的子宫腺肌病患者，优先考虑药物治疗，主要是口服孕激素类药物、左炔诺孕酮宫内缓释系统（曼月乐）和促性腺激素释放激素激动剂（GnRH-a）类药物，通过抑制子宫内膜生长来减少月经量、缓解痛经；若药物治疗效果不佳或合并不孕，可选择保留子宫的手术。其次可考虑介入手术（子宫动脉栓塞、高强度聚焦超声消融治疗、射频或微波消融治疗）。近绝经无生育要求或经量增多导致贫血甚至贫血难以纠正者，也可选择子宫切除。

子宫腺肌病药物治疗期间，应每3~6个月随访1次，包括病史询问、查体、肿瘤标志物及影像学检查，观察症状、病灶是否有进展，警惕发生癌变。

（李晓冬　孙然然）

参考文献

［1］中国医师协会妇产科医师分会子宫内膜异位症专业委员会．子宫腺肌病诊治中国专家共识［J］．中华妇产科杂志，2020，55（6）：376-383．

［2］王世宣，崔鹏飞，张金金．子宫腺肌病三级管理专家共识［J］．实用妇产科杂志，2024，40（2）：106-111．

［3］彭超，周应芳．子宫腺肌病药物治疗选择及长期管理［J］．中国实用妇科与产科杂志，2019，35（5）：516-519．

病例 7 子宫内膜息肉

患者，女，32 岁。就诊日期：2023 年 12 月 17 日。

· **主诉**：未避孕未孕 2⁺ 年，经期延长 1 年。

· **现病史**：患者婚后 2 年未避孕未孕，夫妻同居性生活正常，丈夫弱精症。近 1 年经期延长，10～14/28～30 天，经量时多时少，曾行 2 个月基础体温测定提示单相。半年前当地医院行刮宫术，未行病理检查。术后仍经期延长。LMP 2023-12-06。现为求进一步诊治就诊。

· **既往史**：既往体健。无高血压、糖尿病病史，无外伤手术史，无药物过敏史。

· **月经及婚育史**：初潮 14 岁，5～7/28～30 天，经量中等，无痛经。29 岁结婚。G_0P_0。

· **个人史及家族史**：父母均患高血压及糖尿病，否认遗传性疾病家族史。

· **查体**：身高 175cm，体重 78kg，BMI 25.5kg/m^2，血压 133/85mmHg。无贫血貌；四肢皮肤无出血点及瘀斑。

· **妇科检查**：女性外阴，阴道通畅，内见少量血性分泌物，宫颈光滑，子宫前位，大小正常，双侧附件区未触及异常。

· **辅助检查**（我院，2023-12-17）

（1）妇科超声：子宫正常大小，子宫内膜厚 0.8cm，回声不均匀，内膜区探及强回声团 1.0cm×1.2cm。提示：子宫内膜息肉？。

（2）血常规：HGB 96g/L，凝血常规、D- 二聚体正常。

（3）尿 HCG：阴性。

（4）血生化：TG 2.07mmol/L，余无异常。

⚬ 诊断思路

[病例特点]

患者为育龄期女性，原发不孕，男方弱精，曾行基础体温测定提示单相。同时合并超重、高脂血症。父母均有高血压，患者本身血压133/85mmHg，处于临界状态。超声提示子宫内膜回声不均，子宫内膜息肉？。

[鉴别诊断]

（1）子宫内膜增生：常表现为异常子宫出血，超声检查提示子宫内膜增厚、回声不均或宫腔占位，子宫内膜病理可协助诊断。

（2）妊娠相关疾病：阴道出血时，首先需排除妊娠相关疾病，该患者查尿HCG阴性，暂排除。

🔍 初步诊断

1. 异常子宫出血－子宫内膜息肉
2. 原发不孕
3. 高脂血症
4. 超重

⊞ 治 疗

（1）给予黄体酮胶囊100mg，每日2次，口服10天，月经干净后复查超声仍提示子宫内膜息肉。

（2）行宫腔镜检查：术中探宫腔深度9cm，内膜厚度中等，未见异型血管。子宫后壁可见一直径约1.2cm息肉样赘生物，红色质软，未见异型血管。切除息肉样赘生物送病理检查。术后病理报告：子宫内膜息肉。

（3）监测血压、血脂，心血管内科随诊。

后续情况

月经干净3天后行输卵管造影：双侧输卵管阻塞。遂予生殖中心转诊。

点 评

住培医师

本例患者 AUB 的诊治思路是怎样的？

育龄期 AUB 首先要除外妊娠，可查血/尿 HCG（人绒毛膜促性腺激素）。

国际妇产科联盟（FIGO）将 AUB 病因分为两大类9个类型，按英语首字母缩写为 PALM（存在结构性改变）、COEIN（无子宫结构性改变）。结构性改变包括子宫内膜息肉（polyp）所致 AUB（AUB-P）、子宫腺肌病（adenomyosis）所致 AUB（AUB-A）、子宫平滑肌瘤（leiomyoma）所致 AUB（AUB-L）、子宫内膜恶变和不典型增生（malignancy and hyperplasia）所致 AUB（AUB-M）。

非结构性改变包括全身凝血相关疾病（coagulopathy）所致 AUB（AUB-C）、排卵障碍（ovulatory dysfunction）所致 AUB（AUB-O）、子宫内膜局部异常（endometrial）所致 AUB（AUB-E）、医源性（iatrogenic）AUB（AUB-I）、未分类（not yetclassified）AUB（AUB-N）。

本例患者超声提示子宫内膜息肉，且合并不孕症，故行宫腔镜下子宫内膜息肉去除术，病理也证实了上述诊断。故考虑该患者异常子宫出血的原因为子宫内膜息肉。

主治医师

本例患者不孕症的诊疗思路是怎样的？

不孕症为有规律性生活、未采取任何避孕措施至少 1 年仍未受孕。

常见的原因包括男方因素和女方因素。男方常见原因为精液异常，需进行精液分析；女方因素主要包括两大类，分别为盆腔因素（输卵管病变、子宫体病变、子宫颈因素、子宫内膜异位症等）及排卵障碍。

本例患者为原发不孕，超声提示子宫内膜息肉，故采用手术去除。因男方弱精，女方有可能进行人工授精，下一步需行输卵管通畅度检查，结果显示双侧输卵管阻塞，故转诊生殖中心进一步行辅助生殖。

李老师

子宫内膜息肉治疗选择是怎样的？

子宫内膜息肉治疗方案要根据患者年龄、有无症状、有无生育要求进行个体化管理，包括期待治疗、药物及手术治疗。

总体来说，对于绝经前患者，如无症状、无恶变高危因素、息肉直径<1cm 的子宫内膜息肉可观察随诊；药物治疗可用于有症状息肉患者的术前治疗，或息肉切除术后预防复发；如合并不孕症、息肉直径>1.5cm、有 AUB 等症状、药物疗效不佳、有恶变高危因素等患者需要行息肉切除。绝经后子宫内膜息肉需要行息肉切除。

本例患者有经期延长的症状且合并不孕症，超声提示子宫内膜息肉，有宫腔镜手术指征。因患者就诊时为月经第 11 天，故先给予孕激素后半周期治疗，之后行宫腔镜子宫内膜息肉去除术，术中注意保护子宫内膜。

（李晓冬　孙然然）

参考文献

［1］田文艳，张慧英，仝佳丽，等 . 子宫内膜息肉诊治中国专家共识（2022 年版）
　　［J］. 中国实用妇科与产科杂志，2022，38（8）：809-813.
［2］孔北华，马丁，段涛 . 妇产科学［M］. 北京：人民卫生出版社，2024.

病例 8 子宫平滑肌瘤（肌壁间）

病例信息 >>

患者，女，45 岁。就诊日期：2024 年 7 月 30 日。

·**主诉**：经期延长 1 年。

·**现病史**：患者既往月经规律，14 岁初潮，7/28 天，量中，无痛经，LMP 2024-07-20。1 年前无明显诱因出现经期延长，经期由 7 天增至 10 天，量稍增多，周期正常，无痛经，无头晕及乏力等不适，就诊于当地医院行超声检查提示：子宫肌瘤（未见报告），给予止血治疗（具体不详）。近 2 个月经期延长至 10～13 天，月经量较前增多 1/3，伴乏力，无头晕、尿频及便秘等不适，为进一步诊治就诊于我科。

·**既往史**：既往体健。否认抗凝药物服用史，否认其他疾病病史。

·**月经婚育史**：月经史同前。已婚。$G_3P_2A_1$，顺产 2 次，人工流产 1 次，工具避孕。

·**个人及家族史**：无特殊。

·**查体**：身高 162cm，体重 62kg，BMI 23.62kg/m^2，贫血貌。

·**妇科检查**：女性外阴，阴道通畅，宫颈光滑，子宫前位，如孕 3 个月大小，表面凹凸不平，活动度可，无压痛，双侧附件区未触及明显异常。

·**辅助检查**（我院，2024-07-30）

（1）妇科超声：子宫大小约 7.17cm×8.29cm×8.18cm。子宫内膜厚 0.76cm，均质。子宫宫底部探及大小分别约 7.04cm×5.94cm×5.09cm、6.76cm×6.85cm×5.68cm 低回声区，均稍突向子宫表面。后壁探及大小约 5.15cm×5.32cm×4.55cm 低回声区，稍突向子宫表面。子宫肌壁间探及多个大小不等球形低回声区，4～5 处，大者直径约 2.56cm，小者直径约 1.27cm，有的稍凸向子宫表面，有的位于肌壁间。

（2）血常规：HGB 90g/L。凝血常规未见明显异常。

（3）CA125：47.8U/ml。

（4）宫颈癌筛查：未见明显异常。

💡 诊断思路

[病例特点]

患者为 45 岁中年女性，既往月经规律，1 年前出现经期延长，经量增多，月经周期正常；妇科检查及超声检查提示多发性子宫肌瘤；血常规提示轻度贫血，CA125 略升高。

[鉴别诊断]

（1）子宫腺肌病：可有子宫增大、月经量增多及经期延长，但多表现为明显的继发性痛经，子宫呈均匀性增大，血 CA125 水平可升高。子宫腺肌瘤类似于子宫肌壁间肌瘤。此患者无痛经，妇科检查及辅助检查暂不考虑该诊断，需术后结合病理结果排除。

（2）子宫恶性肿瘤：可表现为不规则阴道出血，子宫增大，多可通过影像及病理检查明确诊断。

🔍 初步诊断

1. 异常子宫出血 – 子宫平滑肌瘤（AUB–L）
2. 轻度贫血

⊕ 治疗

（1）向患者及家属交代病情，患者多发性子宫平滑肌瘤导致经期延长及贫血，目前无生育要求，不期望保留子宫，拒绝继续药物治疗，要求手术治疗，故行腹腔镜全子宫 + 双侧输卵管切除术，术后病理结果提示：（全子宫）符合平滑肌瘤，（双侧输卵管）未见著变。

（2）给予口服琥珀酸亚铁片 0.1g+ 维生素 C 片 0.1g，每日 3 次，纠正贫血，1 个月复查。

后续情况

术后 1 个月复查，患者无乏力等不适。复查血常规：HGB 105g/L，铁蛋白：9μg/L（12～150μg/L），嘱其继续口服铁剂，每月复查血常规及铁含量，待血红蛋白正常后继续口服铁剂 3 个月以补足储备铁。

点 评

住培医师

子宫肌瘤为什么会导致经期延长？

每次月经持续时间＞7 天称为经期延长。经量增多及经期延长是子宫肌瘤所致月经改变中最常见的症状。子宫肌瘤导致经期延长主要是因为体积较大的肌壁间肌瘤及黏膜下肌瘤可致子宫增大、子宫内膜面积增加并影响子宫收缩，也可使肌瘤附近的静脉受挤压，导致子宫内膜静脉丛充血与扩张，从而引起经量增多及经期延长。

主治医师

本例患者术前是否应除外子宫内膜病变？

临床上在遇到异常子宫出血者应考虑有无内膜病变高危因素，必要时需进行子宫内膜评估。尤其对年龄≥45 岁、长期不规律子宫出血、有子宫内膜癌高危因素（如肥胖、糖尿病、高血压、Lynch 综合征家族史等）、B 超提示子宫内膜过度增厚且回声不均匀、药物治疗效果不显著者，应行诊断性刮宫并行病理检查，有条件者首选宫腔镜直视下定点活检及全面刮宫送病理。

本例患者 45 岁且经期延长 1 年，虽超声提示子宫内膜厚 0.76cm，均质，但不能完全除外子宫内膜病变，因此术前行宫腔镜检查除外子宫内膜病变更为安全。如未行内膜检查，术前应充分与患者及家属沟通，告知其术后存在子宫内膜病变的可能性，有需进一步治疗的可能。

李老师

围绝经期子宫肌瘤患者的治疗方案有哪些？

围绝经期子宫肌瘤非常常见，患者出现月经过多等相关症状时，因近绝经，多数治疗不积极。临床上可结合患者年龄、肌瘤类型、疾病特点及个人意愿综合选择治疗方案，如 GnRH-a、LNG-IUS、孕激素受体调节剂（米非司酮等）及氨甲环酸等药物治疗；物理治疗，如微波消融、射频消融及高强度聚焦超声等；手术治疗，如子宫肌瘤剔除、子宫切除术等。

子宫肌瘤的手术指征常包括：①合并月经过多或异常出血，甚至导致贫血，经药物治疗无效；②出现压迫症状，药物治疗无效；③肌瘤增大明显，疑恶变；④有疼痛症状。

本例患者为多发性子宫肌瘤，且子宫肌瘤体积较大，致经期延长及贫血，拒绝药物及物理等治疗方法，已无生育要求，不期望保留子宫，故行全子宫切除术。

（李晓冬　任晓东）

参考文献

［1］中华医学会妇产科学分会妇科内分泌学组.异常子宫出血诊断与治疗指南（2022更新版）［J］.中华妇产科杂志，2022，57（7）：481-490.

［2］孔北华，马丁，段涛.妇产科学［M］.北京：人民卫生出版社，2024.

［3］子宫肌瘤的诊治中国专家共识专家组.子宫肌瘤的诊治中国专家共识［J］.中华妇产科杂志，2017，52（12）：793-800.

［4］汪雯雯，王世宣.子宫肌瘤诊治相关指南解读［J］.实用妇产科杂志，2022.38（2）：101-103.

病例 9　子宫平滑肌瘤（黏膜下）

患者，女，35 岁，已婚。就诊日期：2023 年 12 月 23 日。

· **主诉**：经量增多 3 月，阴道出血 15 天。

· **现病史**：患者平素月经规则，5/28 天，量中，无痛经。3 个月前出现经量增多，约增加 1/3，无周期改变，无经期下腹痛，未予以重视。LMP 2023-12-08，月经最初 5 天出血多于既往月经量，有血块，后出血渐少，淋漓不净。5 天前就诊于当地医院，查尿妊娠试验阴性，HGB 82g/L，彩超提示：子宫正常大小，内膜厚 0.6cm。不伴恶心呕吐、腹痛腹胀，无肛门坠胀，诊断为"功能失调性子宫出血"，予"宫血宁及氨甲环酸片"治疗，仍未止血。3 天前出血再次增多，有血块，伴头晕乏力，今日至我院急诊，查血 HGB 62g/L，妇科检查阴道内见一 3cm×4cm 肌瘤样组织物脱落阴道内，以"异常子宫出血，子宫黏膜下平滑肌瘤，中度贫血"收入院。

· **月经婚育史**：23 岁结婚。G_1P_1，顺产 1 次，配偶体健，后续有生育要求。

· **个人史及家族史**：无特殊。

· **既往史**：既往体健。

· **体格检查**：血压 120/58mmHg，BMI 23.2kg/m^2，贫血貌，皮肤黏膜未见瘀点瘀斑，腹软，无压痛，腹部未及包块。

· **妇科检查**：女性外阴，阴道内可见暗红色血迹，宫颈管松弛，见一 3cm×4cm 质硬肌瘤样赘生物脱入阴道内，子宫前位，正常大小，质中，无压痛，双附件未触及包块，无压痛。

· **辅助检查（我院，2023-12-23）**

（1）妇科超声（外院）：子宫前位，大小 6.8cm×5.4cm×4.8cm，子宫内膜厚 0.6cm。

（2）血 HCG：阴性。

（3）血常规：HGB 62g/L。

（4）凝血功能：未见明显异常。

☀ 诊断思路

[病例特点]

患者为育龄期女性，月经量增多 3 个月，阴道出血 15 天；妇科检查可见阴道内一 3cm×4cm 质硬肌瘤样赘生物脱入阴道内；妇科超声子宫及双附件未见明显异常，血 HCG 阴性，中度贫血。

[鉴别诊断]

（1）子宫内膜癌：好发于老年女性，常表现为不规则阴道出血，可能合并肥胖症、糖尿病等。超声可见子宫内膜增厚不均或宫腔占位，子宫内膜病理可确诊。

（2）子宫腺肌病：多表现为继发性痛经、经量增多，查体子宫均匀增大。妇科超声及妇科检查有助于鉴别。

🔍 初步诊断

1. 异常子宫出血 – 子宫黏膜下肌瘤？
2. 中度贫血

➕ 治 疗

（1）入院后止血并输血纠正贫血，行宫腔镜子宫黏膜下肌瘤电切术。术中见：宫腔形态正常，宫颈管桶状，双侧输卵管开口可见，赘生物蒂部位于子宫后壁，蒂部较细，约 0.5cm，予蒂部电切并电凝创面。病理报告：子宫平滑肌瘤。

（2）出院后继续纠正贫血：适量食用动物肝脏、红肉、红枣及菠菜等补血食物改善贫血；口服琥珀酸亚铁片 0.1g+ 维生素 C 片 0.1g，每日 3 次，1 个月复查。

修正诊断

1. 异常子宫出血 – 子宫黏膜下肌瘤（0 型）
2. 中度贫血

后续情况

1 个月后复查血常规，血红蛋白 101g/L，继续口服铁剂 3 个月，定期复查血常规及铁含量。

点 评

住培医师

患者第一次就诊时为何漏诊？

患者当地医院就诊时，因阴道出血量少，妇科超声未见明显异常，即考虑"功能失调性子宫出血"（非器质性病变）给予止血药物治疗。因未行妇科检查，未发现引起出血的原因——阴道内赘生物，故未能止血。对异常子宫出血的患者必须做妇科检查，可以判断出血来源，并发现器质性病变，因此妇科检查非常重要。

形成蒂的黏膜下肌瘤，容易从宫腔挤出到宫颈外口，有些会脱入阴道内。如果超声检查过程中忽视阴道及宫颈外口的扫查，而是直接观察子宫及内膜情况，就容易漏诊。

主治医师

黏膜下子宫肌瘤宫腔镜手术适应证及注意事项是什么？

0 型及直径小于 5cm 的 Ⅰ、Ⅱ 型黏膜下肌瘤、已脱入阴道的子宫或子宫颈黏膜下肌瘤可选择宫腔镜手术。对于有生育要求的患者，要注意保护正常子宫内膜。另外，Ⅰ 型、Ⅱ 型肌瘤瘤体部分突向肌层，术中易造成肌层损伤及子宫穿孔，建议在 B 超监测下操作，及时发现子宫穿孔。

李老师

本例患者异常子宫出血的诊疗思路是怎样的？

本例患者自诉经量增多，经期延长，考虑 AUB，首先应除外妊娠；之后经查体发现阴道内肌瘤样赘生物，结合超声除外其他结构性改变，可诊断：异常子宫出血 – 子宫黏膜下肌瘤。

子宫肌瘤的分型可采用国际妇产科联盟（FIGO）子宫肌瘤 9 型分类方法。其中 0 型为有蒂黏膜下肌瘤，Ⅰ 型为无蒂黏膜下肌瘤，向肌层扩展 ≤50%，Ⅱ 型为无蒂黏膜下肌瘤，向肌层扩展 >50%，以上三种均为黏膜下肌瘤。黏膜下肌瘤突向宫腔，由于肌瘤表面覆盖子宫内膜，增加了子宫内膜面积，且在宫腔内占位，影响子宫收缩，此外肌瘤可能使附近的静脉受压，导致子宫内膜静脉丛充血与扩张，从而可出现经量增多、经期延长、淋漓出血及月经周期缩短等症状，引起继发性贫血。

该患者宫腔镜检查见赘生物蒂部较细，位于子宫后壁，属 0 型子宫肌瘤，治疗以宫腔镜手术为主。

（李晓冬 孙然然）

参考文献

［1］汪雯雯，王世宣 . 子宫肌瘤诊治相关指南解读［J］. 实用妇产科杂志，2022，38
　　（2）：101–103.

［2］子宫肌瘤的诊治中国专家共识专家组 . 子宫肌瘤的诊治中国专家共识［J］. 中华
　　妇产科杂志，2017，52（12）：793–800.

［3］孔北华，马丁，段涛 . 妇产科学［M］. 北京：人民卫生出版社，2024.

病例 10　子宫内膜增生不伴非典型性

患者，女，51 岁。就诊日期：2024 年 12 月 6 日。

· **主诉：** 绝经 2 年，同房后阴道出血 3 天。

· **现病史：** 患者 2 年前自然绝经，绝经后无阴道出血、阴道排液等症状。3 天前同房后出现少量阴道出血，呈点滴状，随后 2 天内出血逐渐增多，量似月经量，每天需更换 2~3 片日用卫生巾。不伴腹痛、腹胀、腰骶部坠胀等不适。外院妇科 B 超提示子宫内膜增厚约 1.2cm，无其他异常。为进一步诊治，来我科门诊就诊。

· **既往史：** 既往体健，否认高血压、糖尿病等慢性病史。1 年前宫颈癌筛查无异常。

· **月经婚育史：** 平素月经规律，12 岁初潮，5~7/28 天，量中等，无痛经。绝经年龄 49 岁，自然绝经。$G_2P_1A_1$。

· **个人及家族史：** 母亲患有高血压病史，余无家族特殊病史。

· **查体：** 一般情况良好，无特殊。BMI 22.41kg/m^2。

· **妇科检查：** 外阴正常，阴道通畅，宫颈轻度柱状上皮外翻，宫颈口可见少量暗红色血液流出，子宫后位，大小正常，双侧附件区未触及异常。

· **辅助检查**

（1）妇科超声：子宫大小 4.63cm×3.76cm×4.28cm，子宫内膜厚度 1.2cm，欠规则，不均质，呈不均匀稍高回声，左卵巢大小约 3.43cm×2.36cm，右卵巢大小约 3.08cm×2.76cm，提示子宫内膜增厚。

（2）血常规：HGB 130g/L，凝血功能正常。

（3）肝肾功能、空腹血糖均正常。

（4）乳腺超声大致正常。

（5）宫腔镜检查：子宫内膜增厚，未见异型性血管。内膜诊刮送病理：子宫内膜增生不伴非典型性。

诊断思路

[病例特点]

患者为绝经 2 年女性，同房后阴道不规则出血，出血量逐渐增多，量似月经量；妇科超声提示子宫内膜增厚（1.2cm）；查体及妇科检查未发现明显异常；实验室检查无明显异常；宫腔镜诊刮病理结果提示：子宫内膜增生不伴非典型性。

[鉴别诊断]

（1）子宫内膜癌：常表现为绝经后不规则阴道出血，出血量不等，颜色为鲜红色或暗红色，可能伴有血性液体或浆液性分泌物，需病理明确诊断。

（2）宫颈癌：常表现为接触性出血（如同房后出血），需宫颈细胞学检查和 HPV 检测进一步排除诊断。

初步诊断

1. 绝经后子宫出血
2. 子宫内膜增生不伴非典型性

治　疗

（1）药物治疗：地屈孕酮 10mg，每日 2 次，口服，20 天。

（2）止血治疗：必要时给予云南白药等中药辅助止血治疗。

（3）进一步完善 HPV+TCT 检查。

后续情况

患者服用 20 天地屈孕酮，停药后无阴道出血，复查 B 超：子宫大小约 4.63cm×3.76cm×4.28cm，子宫内膜厚度 0.4cm，欠规则，左卵巢大小约 3.21cm×2.45cm，右卵巢大小约 3.67cm×2.13cm。宫颈癌筛查结果阴性。继续每个月给予地屈孕酮 10mg，每日 2 次，共 10 天，共 2 个周期后复查超声，必要时再次行宫腔镜复查内膜情况。

点 评

住培医师

绝经后阴道出血的鉴别诊断是怎样的？

绝经后阴道出血首先要明确出血的部位，其原因可能为老年性阴道炎、宫颈病变、子宫内膜良恶性病变、卵巢功能性肿瘤等，需结合出血的特点、妇科检查、妇科超声、宫腔镜、宫颈细胞学及 HPV 等进行评估。

老年性阴道炎多为少量阴道出血，宫颈息肉及宫颈癌可能表现为接触性出血，需经病理检查明确。如果 B 超提示子宫内膜增厚（>4～5mm）同时有阴道出血，应行宫腔镜及内膜活检排除子宫内膜病变。有内分泌功能的卵巢肿瘤（如颗粒细胞瘤、卵泡膜细胞瘤）由于其可能分泌雌激素，引起子宫内膜增厚可致出血。绝经早期卵巢可能仍有卵泡发育，雌激素水平升高，也可出现不规则阴道出血。

主治医师

本例患者出血的原因是什么？

本例患者 51 岁，绝经 2 年，绝经后无阴道出血及阴道排液。此次是同床后出血就诊。从这样的主诉角度首先考虑排除宫颈病变。该患者既往 1 年前宫颈癌筛查无异常（后续补充行宫颈癌筛查未见异常）。妇科查体宫颈未见明显异常，宫颈口可见血液从宫腔流出。B超提示子宫内膜增厚，卵巢未见异常。宫腔镜及病理检查确诊为子宫内膜增生不伴非典型性。因此该患者为绝经后子宫出血。究其原因可能与绝经时间短、卵巢尚有功能有关，故给予孕激素保护子宫内膜。仍需定期随访，进一步排除潜在病变。

李老师

绝经后子宫内膜增厚如何管理？

绝经后子宫内膜增厚常见于子宫内膜增生、息肉、黏膜下肌瘤、内膜癌等，评估需结合超声和病理检查。根据《绝经后无症状子宫内膜增厚诊疗中国专家共识（2024年版）》，无症状者内膜≥11mm建议活检；有异常出血者内膜>4~5mm应活检。此外，肥胖、长期口服他莫昔芬、55岁后绝经、高血压、糖尿病、林奇综合征等子宫内膜癌高危人群，即使子宫内膜未达11mm，也应警惕病变，必要时进行活检。

（李晓冬　郑颖　王玉净）

参考文献

［1］Carugno J. Clinical management of vaginal bleeding in postmenopausal women ［J］. Climacteric，2020，23（4）：343-349.

［2］中国老年医学学会妇科分会，绝经后无症状子宫内膜增厚诊疗中国专家共识（2024年版）［J］.中国实用妇科与产科杂志，2023，39（4）：431-439.

病例 11　子宫内膜非典型增生

病例信息 >>

患者，女，33 岁。就诊日期：2024 年 10 月 23 日。

· **主诉**：经量增多伴经期延长半年余。

· **现病史**：患者既往月经不规律，14 岁初潮，6 /45～90 天，月经量中等，不伴痛经。自半年前起，出现月经量增多，经期延长。经期持续 8 天，经量第 1～2 天较多，每 2 小时需更换夜用卫生巾，伴血块，未给予重视。LMP 2024-10-10，初期 3 天量多，伴大血块，之后量减少，淋漓至今，不伴腹痛、腹胀、肛门坠胀感，无组织物排出。5 天前于当地医院就诊，尿妊娠试验阴性，HGB 92g/L。彩超提示子宫大小正常，内膜厚度 1.1cm。为进一步诊治来我院就诊。

· **既往史**：既往体健，无高血压、糖尿病等慢性病史。

· **月经婚育史**：月经史同前。29 岁结婚。G_0P_0。未避孕未孕 4 年。

· **个人及家族史**：父亲有高血压、糖尿病病史，母亲无特殊病史。

· **查体**：身高 166cm，体重 80kg，BMI 29kg/m^2。腰围 93cm，臀围 104cm，腰臀比 0.89，痤疮（-），颈部黑棘皮征（+），双侧乳房及脐下可见长毛。

· **妇科检查**：女性外阴，阴道通畅，宫颈口可见少量血性液体流出。宫颈光滑，子宫前位，大小正常，双侧附件区未触及异常。

· **辅助检查**

（1）妇科超声：子宫大小 5.2cm×5.1cm×4.4cm，子宫内膜厚度 1.1cm，回声不均，局部呈稍高回声；左卵巢大小 3.7cm×2.8cm，右卵巢大小 3.1cm×2.4cm，双侧卵巢内可见 12～15 个卵泡，最大卵泡直径为 9mm。

（2）性激素六项：FSH 8.72mIU/ml，LH 9.34mIU/ml，PRL 24.5ng/ml，E_2 56pg/ml，P 0.39ng/ml，T 0.7ng/ml。

（3）甲状腺功能正常。

（4）血生化：INS 35.9U/ml，空腹血糖 5.11mmol/L，其余大致正常。

（5）血常规：HGB 92g/L。

（6）血 β-HCG：0.12mIU/ml。

💡 诊断思路

[病例特点]

患者为育龄期女性，自青春期起月经稀发。近半年经量增多，经期延长。既往未避孕未孕 4 年。查体 BMI 29kg/m², 颈部黑棘皮征阳性，乳房及脐下有长毛。妇科超声提示 PCOM（多囊卵巢）。血 β-HCG 阴性，HGB 92g/L，INS 35.9U/ml。

[鉴别诊断]

（1）子宫内膜异位症：常伴有痛经和经量增多，妇科查体可能触及盆腔包块或后穹窿有触痛结节。超声可能提示卵巢巧囊（巧克力囊肿）。

（2）子宫肌瘤：可表现为月经量增多、经期延长等症状，查体及超声提示子宫增大。

🔍 初步诊断

1. 异常子宫出血
2. 多囊卵巢综合征
3. 原发不孕症
4. 胰岛素抵抗
5. 肥胖
6. 轻度贫血

➕ 治 疗

（1）一般治疗：调整饮食结构，适当减重。

（2）地屈孕酮10mg，每日 2 次，口服，10 天，停药后观察月经情况并复查内膜。

（3）纠正贫血：琥珀酸亚铁片 0.2g，每日 2 次，口服。

后续情况

患者于就诊当日开始口服地屈孕酮 10 天，停药后来月经仍出现淋漓不尽，再次来我院复查，超声提示子宫内膜厚 1.5cm，宫腔内可见大小约 1.1cm×0.5cm 不均质高回声团块。行宫腔镜检查，镜下可见子宫内膜呈息肉样凸起。诊刮后送病理检查，结果提示子宫内膜复杂性增生伴局灶不典型增生。

补充诊断：子宫内膜复杂性增生伴局灶不典型增生。患者有生育要求，知情同意后给予醋酸甲地孕酮每日 160mg，口服 3 个月，建议 3 个月后再次评估内膜情况。

点评

住培医师

本例患者初次就诊时，宫腔镜是否该作为首选？

宫腔镜是诊断和治疗宫腔病变的"金标准"，可在直视下观察病变特征并取病理，提高诊断准确性。然而，是否初次就诊即行宫腔镜检查，需根据患者具体情况判断。对于异常子宫出血或宫腔可疑病变的患者，若存在子宫内膜癌高危因素如绝经后出血、肥胖、长期无排卵、子宫内膜息肉等，建议行宫腔镜检查以提高诊断精准度。但对于无明显高危因素的患者，可先尝试孕激素转经后观察月经情况及子宫内膜厚度变化，必要时再行宫腔镜进一步评估。

本例患者为育龄期女性，长期月经不规律，伴子宫内膜增厚、胰岛素抵抗、高雄激素表现及肥胖，B 超提示子宫内膜厚度增加并不均质，均为子宫内膜癌的高危因素，提示潜在病变风险。因此，初次就诊时也可首选行宫腔镜检查。

主治医师

有生育要求的子宫内膜非典型增生患者的治疗方案是怎样的？

对于有生育要求的子宫内膜非典型增生患者，孕激素治疗是首选，推荐左炔诺孕酮宫内缓释系统（LNG-IUS）或口服孕激素治疗。对于肥胖的患者 LNG-IUS 是首选，也可考虑口服醋酸甲地孕酮 160mg/ 天，每 3 个月行内膜评估。若连续 2 次内膜病理检查正常，积极妊娠，推荐辅助生殖治疗。若 6 个月后仍未缓解，需增加药物剂量或改变治疗方案。

李老师

从本病例得到的启示及注意事项有哪些？

本例患者自青春期起即存在月经稀发，近半年经量增多，经期延长，考虑为无排卵性月经，存在子宫内膜持续性的雌激素刺激，有子宫内膜增生乃至癌变的风险。患者同时存在肥胖、胰岛素抵抗、PCOS、不孕症等高危因素，因此应高度警惕子宫内膜癌前病变或恶变的可能性。在经阴道超声检查的基础上，应积极考虑宫腔镜检查，明确子宫内膜情况，减少漏诊。

该患者已确诊为子宫内膜非典型增生，且有生育要求，因此采用孕激素治疗。同时调整生活方式、减重，给予二甲双胍治疗。二甲双胍不但可改善胰岛素抵抗，还可能增强孕激素对子宫内膜病变的逆转作用。每 3 个月复查内膜，建议内膜正常后尽早妊娠。

（李晓冬　郑颖　王玉净）

参考文献

［1］王联华，王睿丽.阴道超声与宫腔镜检查在绝经后子宫内膜病变中诊断价值［J］.中华实用诊断与治疗杂志，2011，25：760-762.

［2］中华医学会妇产科学分会妇科内镜学组.中国宫腔镜诊断与手术临床实践指南（2023版）［J］.中华妇产科杂志，2023，58（4）：241-251.

［3］李雷，陈晓军，崔满华，等.中国子宫内膜增生管理指南［J］.中华妇产科杂志，2022，57（8）：566-574.

［4］中华医学会妇产科学分会妇科内分泌学组.排卵障碍性异常子宫出血诊治指南［J］.中华妇产科杂志，2018，53（12）：801-807.

病例 12　子宫内膜癌（保留生育功能）

患者，女，30 岁。就诊日期：2024 年 7 月 30 日。

·**主诉**：月经不规则 4 年，发现子宫内膜癌 2 个月。

·**现病史**：既往月经规律，7/28 天，量中等，无痛经，LMP 2024-06-25。近 4 年无明显诱因出现月经不规则，经期延长伴经量增多，伴头晕、乏力，无腹痛、腹胀。2 年前曾就诊于我院妇科门诊，妇科超声提示子宫内膜厚 1.45cm，不均质，空腹血糖 5.67mmol/L，性激素 LH 13.46mIU/ml，FSH 4.53mIU/ml，PRL 15.33ng/ml，T 0.54ng/ml，HGB 72g/L，给予屈螺酮炔雌醇片及琥珀酸亚铁片治疗，效果不佳。2 个月前就诊于外院，行宫腔镜诊刮，术后病理提示子宫内膜样腺癌，分子分型为 NSMP 型，伴 *PTEN* 基因突变，进一步完善盆腔核磁提示子宫内膜癌 I A 期，未见免疫组化分子病理结果。术后给予 GnRH-a 治疗，治疗期间无明显不适，肌内注射第 2 针后行曼月乐宫内置入术，同时检查发现肝功 ALT 61U/L。现已完成 3 针 GnRH-a 注射（最后一针 2024-07-23），为进一步治疗前来我院门诊。近 2 个月体重下降 10kg。

·**既往史**：甲状腺功能减退病史，口服优甲乐 25μg/d，控制良好，否认糖尿病、高血压、乳腺疾病、血栓性疾病等病史，否认使用性激素类药物史。

·**月经婚育史**：月经史同前。未婚，否认性生活史。

·**个人史及家族史**：母亲有高血压和高脂血症病史，否认糖尿病史，否认家族中存在林奇综合征相关疾病（如结直肠癌、子宫内膜癌）及乳腺癌、卵巢癌等家族史。

- **查体**：身高 160cm，体重 88kg，BMI 34.37kg/m²，血压 130/80mmHg。面部痤疮（-），颈部黑棘皮征（-），多毛（-）。
- **妇科检查**：患者拒查。
- **辅助检查**

（外院，2024-06-25）

（1）肿瘤标志物：CA125、HE4、CEA 正常。

（2）血栓及代谢相关：D-二聚体、同型半胱氨酸正常。

（3）肝功能：ALT 61U/L，余正常。

（我院，2024-07-30）

（1）妇科超声：子宫大小 4.18cm×4.29cm×3.43cm，子宫内膜厚度 1.02cm，规则，欠均质，呈不均匀高回声，宫腔内探及曼月乐型节育器回声，位置正常；双侧卵巢内均为密集小滤泡回声。

（2）糖代谢检查：糖耐量（0-1-2-3 小时）6.01-9.85-10.02-7.1mmol/L；胰岛素水平（0-1-2-3 小时）20.88-146.06-222.34-90.29μIU/ml。

（3）胸部 CT 平扫：左肺上叶尖后段微结节，脂肪肝。

诊断思路

[病例特点]

患者为育龄期女性，月经不规则 4 年，经量增多伴经期延长，2 个月前外院宫腔镜诊刮术后病理确诊为子宫内膜样腺癌，分子分型为 NSMP 型，并伴 *PTEN* 基因突变，术后给予 GnRH-a 注射共 3 针，第 2 针注射后行曼月乐宫内置入术；BMI 34.37kg/m²；辅助检查提示糖耐量受损及胰岛素抵抗，盆腔 MRI 显示病变局限于子宫内膜，符合ⅠA 期子宫内膜癌特征。

[鉴别诊断]

（1）子宫黏膜下肌瘤或子宫内膜息肉：这 2 种情况也可引起阴道出血，结合妇科超声、宫腔镜和病理结果可确诊。

（2）AUB-O：AUB-O 也可出现月经紊乱，表现为经量增多、经期延长及不规则阴道出血，妇科检查及超声检查无器质性病变。病理结果可进一步排除诊断。

初步诊断

1. 子宫内膜样腺癌ⅠA期
2. 胰岛素抵抗
3. 糖耐量受损
4. 肥胖
5. 甲状腺功能减退
6. 宫内节育器置入术后

治 疗

（1）2个月后宫腔镜子宫内膜活检。

（2）改善胰岛素抵抗：给予口服二甲双胍调整代谢。

（3）体重管理和生活方式指导：健康饮食，适当锻炼。

（4）完善乳腺超声、血脂等检查。

后续情况

2024-09-04，曼月乐上环3个月后复查，行宫腔镜下子宫内膜活检，病理提示子宫内膜复杂性增生，局灶伴非典型增生及间质蜕膜样变。

2024-11-29，上环6个月后复查宫腔镜，病理提示子宫内膜复杂性增生，伴部分非典型增生，局灶癌变，可见间质蜕膜样变。

2024-12-04，复查盆腔MRI，提示子宫后壁：局部黏膜不光整，未见异常强化，考虑治疗后改变；宫腔节育器：置入术后正常；右侧附件区：异常信号，考虑良性病变可能。加用醋酸甲地孕酮每日40mg，口服治疗，同时口服阿司匹林每日50mg预防血栓，计划3个月后再次行内膜活检评估治疗效果。

点评

住培医师

本例患者为什么这么年轻就患子宫内膜癌？

90%的子宫内膜癌发生在50岁以上的女性，但近年来年轻患者比例呈上升趋势。年轻女性患本病的主要风险因素包括：肥胖（BMI>30）、吸烟和多囊卵巢综合征（PCOS）病史。其中，肥胖是一个重要因素，脂肪组织可增加雌激素水平，从而增加子宫内膜癌的风险，尤其是腹部脂肪堆积（向心性肥胖）风险更高；糖尿病也是本病的独立危险因素，高胰岛素水平可刺激甾体激素的产生，促进雄烯二酮转化为雌酮，降低性激素结合球蛋白浓度，从而增加子宫内膜癌风险；此外，饮食中的脂肪摄入，尤其是过量的饱和脂肪酸和油酸，也与子宫内膜癌风险显著增加有关。因此，合理饮食和管理体重对预防子宫内膜癌非常重要。

本例患者长期月经不规则，BMI $34.37kg/m^2$，属于重度肥胖，合并胰岛素抵抗及糖耐量受损，属于子宫内膜癌高危人群。

主治医师

子宫内膜癌保留生育功能的适应证是什么？

根据《早期子宫内膜癌保留生育功能治疗专家共识》，早期子宫内膜癌保留生育功能需要完全满足以下条件：①年龄≤40岁，有强烈的生育愿望；②病理组织类型为子宫内膜样腺癌，高分化（G1）；③影像学检查证实肿瘤局限在子宫内膜；④ER（雌激素受体）、PR（孕激素受体）均阳性表达；⑥分子分型为非特殊分子亚型（no specific molecular profile，NSMP）；⑦无孕激素治疗禁忌证；⑧治疗前经遗传学和生殖医学专家评估，无其他生育障碍因素；⑨签署知情同意书，并有较好的随访条件。

李老师

子宫内膜癌保留生育功能的具体治疗方案及选择是怎样的?

孕激素是子宫内膜癌患者保留生育功能的主要治疗方法。可使用大剂量孕激素如醋酸甲地孕酮（160~320mg/d）或醋酸甲羟孕酮（250~500mg/d），持续口服治疗3个月进行子宫内膜的评估，用药前需排除口服药物使用禁忌如血栓、肝肾功能异常、乳腺癌等；且长期使用这些药物可能会带来一些不良反应，比如肥胖、高血压、糖尿病，甚至增加血栓和乳腺癌的风险。

如果患者有口服药物禁忌、治疗效果欠佳、肥胖，可以选择GnRH-a联合曼月乐治疗或GnRH-a联合芳香化酶抑制剂治疗。一方面GnRH-a可通过抑制下丘脑－垂体－卵巢轴，降低体内雌激素水平，从源头减少对子宫内膜的刺激；另一方面，曼月乐可在局部释放高浓度孕激素，能提高疗效并减少全身不良反应。

患者肥胖合并胰岛素抵抗，需使用二甲双胍治疗同时调整生活方式，将体重控制在BMI 24以下以提高疗效。必要时需营养科和内分泌与代谢科多学科会诊（MDT）全程指导、积极给予干预和治疗。

（李晓冬　郑颖　王玉净）

参考文献

［1］Park B. Associations between obesity，metabolic syndrome，and endometrial cancer risk in East Asian women［J］. J Gynecol Oncol，2022，33（4）：e35.

［2］周蓉，王益勤，鹿群，等.早期子宫内膜癌保留生育功能治疗专家共识（2022年版）［J］.中国妇产科临床杂志，2023（2）：215-219.

［3］李雷，郎景和，田秦杰，等.中国子宫内膜增生临床诊疗路径（2024年版）［J］.中国实用妇科与产科杂志，40（4）：417-422.

［4］Rodolakis A, Scambia G, Planchamp F，et al. ESGO/ESHRE/ESGE Guidelines for the fertility-sparing treatment of patients with endometrial carcinoma［J］. Hum Reprod，2023（1）：hoac057.

［5］森本智惠子，王益勤，赵丽君，等.GnRH-a在早期子宫内膜癌保留生育功能治疗中的应用现状及进展［J］.中华妇产科杂志，2021，56（4）：301-304.

［6］Leone Roberti Maggiore U, Khamisy-Farah R，Bragazzi NL，et al. Fertility-Sparing treatment of patients with endometrial cancer：A review of the literature［J］. J Clin Med，2021，10（20）：4784.

病例 13　再障合并异常子宫出血（AUB-C）

患者，女，14 岁。就诊日期：2023 年 1 月 24 日。

- **主诉**：发现再生障碍性贫血 7 年，月经量多 2 年。
- **现病史**：7 年前于外院诊断为再生障碍性贫血，2 年前月经来潮，7/30 天，月经量多（月经失血评估表 PBAC 145～160 分）。1 年前因经量过多至失血性休克就诊于外院，给予 COC 治疗 3 个月，用药期间月经量减少，后因患者不愿长期口服药物，改为左炔诺孕酮宫内缓释系统（LNG-IUS）宫内置入，3 个月后环自行脱落，给予 GnRH-a 治疗共 6 个月至今，用药期间间断少量阴道出血，LMP 2022-08-01。血液科计划近期行"造血干细胞移植"。
- **既往史**：发现再生障碍性贫血 7 年，现口服"环孢素 A、司坦唑醇、左旋咪唑、青黄散"等药物。有输血史。
- **月经婚育史**：月经史同前。
- **个人及家族史**：无特殊。

- **查体**：身高 165cm，体重 60kg，BMI 22.04kg/m^2，眼睑、面色、指甲稍苍白，无明显瘀斑瘀点，上唇、前臂及小腿多毛。
- **妇科检查**：女性外阴。肛查：双侧附件区未触及异常。
- **辅助检查（我院，2023-01-24）**

（1）B 超：子宫大小约 3.37cm × 3.01cm × 2.39cm，子宫内膜厚度 0.5cm，规则，欠均质。

（2）血常规：HGB 69g/L，PLT 23 × 10^9/L，中性粒细胞计数 1.0 × 10^9/L。

（3）凝血功能及 D- 二聚体正常。

（4）甲状腺功能正常。

💡 诊断思路

[病例特点]

患者为 14 岁青春期女性，再生障碍性贫血病史，自月经初潮后月经量多；查体贫血貌，妇科检查无特殊；血常规示三系减少，凝血功能及妇科超声无特殊；曾给予 COC、曼月乐、GnRH-a 多种方案止血治疗。

[鉴别诊断]

（1）AUB-O：青春期以排卵障碍所致 AUB 最常见，但本患者有明确 AA（再生障碍性贫血）病史，考虑出血以 AUB-C 为主。

（2）甲状腺功能异常：甲状腺功能异常可致月经量过多或过少，但该患者甲状腺功能正常，暂除外。

（3）结构性病变引起的 AUB：患者为青春期女性，结构性病变少见，且妇科超声无特殊，暂除外。

🔍 初步诊断

1. 再生障碍性贫血
2. 异常子宫出血 – 全身凝血相关疾病（AUB-C）

➕ 治 疗

（1）纠正贫血，继续血液科相关治疗。

（2）口服米非司酮片，持续治疗至造血干细胞移植前。

📋 后续情况

向患方交代移植前可行生育力保护如卵巢冻存，患方拒绝。

米非司酮用药期间无阴道出血，半年后于外院行"造血干细胞移植"，过程顺利。

点 评

住培医师

再生障碍性贫血为何导致月经过多？

该病例属于全身凝血障碍相关疾病导致的异常子宫出血，即 AUB-C，属于出血性疾病的一种。出血性疾病（bleeding disorders，BD）是指因先天性或遗传性及获得性因素导致血管、血小板、凝血、抗凝及纤维蛋白溶解等止血机制的缺陷或异常而引起的以自发性或轻微损伤后过度出血为特征的疾病。BD 导致的 AUB 包括先天性出凝血功能异常以及使用抗血小板及抗凝药物治疗导致的 AUB。

再生障碍性贫血（AA）是一种骨髓造血衰竭综合征，其三系细胞均会减少。AA 女性患者在青春期及育龄期会因为血小板计数减少导致出血风险升高，出现月经量过多、经间期出血及经期延长等表现，可进一步加重贫血，形成恶性循环，严重者可致休克甚至危害生命。

当青春期女性以"月经过多"就诊，除外器质性病变时，尤其要注意排查血液系统疾病相关的异常子宫出血。

主治医师

米非司酮如何达到止血效果？

米非司酮并非经典止血药物。但近年来有学者对于一些难治性出血，如血小板低下常规药物治疗效果不佳者，试用米非司酮 10～25mg/d 使患者暂时闭经，机制如下。

米非司酮片为抗孕激素甾体类药物，可以负反馈调节下丘脑-垂体系统，抑制 FSH 和 LH 的分泌与释放，进而延迟排卵和阻止卵泡发育。此外，还可促进子宫内膜血管退化、萎缩，抗子宫内膜增殖，共同达到止血作用，连续使用可使患者闭经。但由于米非司酮的抗孕激素活性，长期应用对子宫内膜的安全性是需要注意的问题，有报道米非司酮连续治疗对内膜的改变是良性且可逆的。但需注意，应用米非司酮后不会即刻止血，需要一定的时间，要注意过渡期的出血。

李老师

本例患者药物止血方案是怎样的？

本例患者月经过多，因有明确 AA 病史，且经检查排除女性生殖系统器质性病变，考虑月经过多原因为 AUB-C。对于 AUB-C 的治疗原则以血液科治疗原发病为主，同时进行妇科止血治疗及月经管理。月经管理首选药物治疗包括 COC、孕激素、LNG-IUS 等。该患者的药物治疗过程相对较为复杂。

（1）最初，患者因月经量过多致休克，外院输血并给予 COC 治疗。COC 是一种以高效孕激素为主小剂量雌激素为辅的复合制剂，可使内膜萎缩并修复内膜创面，减少月经量。患者 COC 用药 3 个月期间，月经量有所减少。

（2）之后因不愿长期口服药物，且暂时无造血干细胞移植计划，改用 LNG-IUS，其为高效合成孕激素，可使子宫内膜萎缩，减少月经量甚至闭经，虽也有相关文献报道，但并非青春期 AUB 首选方案。

（3）曼月乐环因某次月经出血多，自行脱落后，改为 GnRH-a 治疗（禁忌：$PLT < 10 \times 10^9/L$）。GnRH-a 可占据垂体的 GnRH 受体，垂体就不再对正常的 GnRH 起反应，下丘脑-垂体-卵巢轴被阻断，卵巢激素分泌减少，最终使者闭经。但 GnRH-a 可能引起低雌激素相关问题，如对骨量的影响，故不推荐造血干细胞移植前长期使用。

（4）应用 GnRH-a 6 个月后，改为米非司酮片口服，此时患者拟近期行造血干细胞移植。在移植前 GnRH-a 和米非司酮合理使用，可使患者度过血小板低下的时段，从而避免反复出血造成的额外医疗负担。

该患者的止血方案共涉及 4 种药物，期间根据患者症状、需求及结合血液科管理进行个性化治疗。

（李晓冬　郝珈蓓　马庆亚）

参考文献

［1］中华医学会急诊医学分会，中国医师协会介入医师分会，中国研究型医院学会出血专业委员会，等.出血性疾病危急值专家共识（2023版）［J］.中华内科杂志，2023，62（8）：939-948.

［2］杨欣.出血性疾病所致异常子宫出血诊治专家共识［J］.中国妇产科临床杂志，2022，23（6）：668-672.

［3］中华医学会血液学分会红细胞疾病贫血学组.再生障碍性贫血诊断与治疗中国指南（2022年版）［J］.中华血液学杂志，2022，43（11）：881-888.

［4］中华医学会妇产科学分会妇科内分泌学组.异常子宫出血诊断与治疗指南（2022更新版）［J］.中华妇产科杂志，2022，57（7）：481-490.

［5］中华医学会妇产科学分会绝经学组与造血干细胞移植患者的妇产科管理专家共识专家组.造血干细胞移植患者的妇产科管理专家共识［J］.中华妇产科杂志，2022（6）：401-406.

［6］中华医学会.临床诊疗指南：妇产科学分册［M］.北京：人民卫生出版社，2007.

［7］Bhadra Debasmita，Chakraborty Somajita.Bernard-Soulier syndrome（BSS）with uncontrollable menorrhagia［J］.Asian Journal of Transfusion Science，2020，14（1）：93-95.

病例 14　青春期排卵障碍性异常子宫出血

病例信息 >>

患者，女，15 岁。就诊日期：2023 年 1 月 28 日。

·**主诉**：月经不规则 4 年，阴道不规则出血 17 天。

·**现病史**：11 岁初潮，平素月经不规则，5～7/30 天～3 个月，量中等，无痛经。PMP 2022-11-04，LMP 2023-01-12，本次月经的前 5～6 天量较多，同月经量，后淋漓出血至今，目前阴道出血共 17 天，不伴心慌、乏力等症状。患者自幼肥胖，近半年体重无明显变化。

·**既往史**：4 年前因"阑尾炎"于当地行"腹腔镜下阑尾切除术"。否认抗凝药物服用史，否认糖尿病、脑血管疾病、精神疾病史。

·**月经婚育史**：月经史同前。

·**个人及家族史**：父亲 45 岁，患"糖尿病"1 年，母亲体健，余无异常。

·**查体**：身高 160cm，体重 85kg，BMI 33.20kg/m^2，睑结膜无苍白，痤疮（－），黑棘皮征（－），多毛（－），未见瘀血瘀斑，乳房发育Ⅳ期。

·**妇科检查**：外阴发育正常，女性型，阴毛稀疏，阴蒂不大。肛查：子宫及双侧附件（－）。

·**辅助检查**（我院，2023-01-28）

（1）B 超：EM 0.82cm，规则，均质，提示：子宫正常大小。

（2）血常规：HGB 120g/L，凝血功能正常。

（3）甲状腺功能：TSH 6.32mIU/L，FT$_3$ 4.48pmol/L，FT$_4$ 7.24pmol/L，TPOAb 323.1（正常值 0.0～9.0）IU/ml。

（4）外院性激素六项：FSH 5.05mIU/ml，LH 4.47mIU/ml，E$_2$ 37.84pg/ml，PRL 20.11ng/ml，P 0.71ng/ml，T 0.68ng/ml。

诊断思路

[病例特点]

患者为 15 岁青春期女性，自 11 岁初潮起月经不规律，以稀发为主，本次阴道出血 17 天；查体及妇科检查无特殊；甲状腺功能提示：亚临床甲状腺功能减退？凝血功能及妇科超声无特殊。

[鉴别诊断]

（1）AUB-C：患者无个人及家族血液疾病史，无出血倾向史，查体无明显瘀血瘀斑，血常规及凝血等无异常，暂除外。

（2）结构性病变引起的 AUB：患者为青春期女性，结构性病变少见，且妇科超声无特殊，暂除外。

初步诊断

1. 异常子宫出血 – 排卵障碍（AUB-O）
2. 亚临床甲状腺功能减退？
3. 肥胖

治 疗

（1）一般治疗：调整饮食结构，运动，减重。

（2）止血：地屈孕酮 10mg，每日 2 次，口服，10 天。停药后观察月经情况。

（3）患者甲状腺功能异常，且肥胖，有一级家属糖尿病史，属于糖尿病高危人群，后续内分泌科就诊。

后续情况

患者服药期间仍有少量出血，停药后撤血经量及经期正常。拟地屈孕酮后半周期管理 3~6 个月，视月经情况再定之后的治疗方案。

点 评

住培医师

本例患者异常子宫出血的原因是什么？

异常子宫出血是青春期女性就诊妇科最常见的症状，以排卵障碍性异常子宫出血（AUB-O）最为常见，其中约95%是由于HPO轴不成熟所致。青春期时，中枢对雌激素的正反馈机制尚未建立，不能诱导排卵前的LH峰形成，导致无排卵。子宫内膜受单纯雌激素作用而无孕激素拮抗。雌激素水平随卵泡的生长和闭锁发生波动，子宫内膜则可能出现不规则脱落而出现雌激素突破性出血和撤退性出血。其他病因还包括多囊卵巢综合征（PCOS）、下丘脑功能障碍及出血性疾病等。

本例患者异常子宫出血的原因是多方面的。首先，该患者为青春期女性，自初潮月经不规律，查体及辅助检查排除器质性疾病，考虑为排卵障碍性异常子宫出血；此外，该患者的甲状腺功能减退及肥胖也可能有一定影响。

主治医师

本例患者可以选择复方短效口服避孕药止血吗？

青春期AUB-O的性激素止血治疗一般包括孕激素子宫内膜脱落法、短效COC或高效合成孕激素子宫内膜萎缩法，应结合出血模式、出血量和贫血程度个体化选择用药方案。

轻度贫血且出血量不多者，多采用单纯孕激素的子宫内膜脱落法，如地屈孕酮 10～20mg/d，微粒化黄体酮胶囊 200～300mg/d 等，共 10～14 天。

中重度贫血者首选 COC 作为一线止血药物，根据用药后出血情况调整药物剂量。对于存在 COC 使用禁忌、患者不耐受或不愿服用 COC 者也可选择高效孕激素治疗。

本例患者血色素正常，出血不多，建议性激素止血及调整周期治疗。同时考虑患者肥胖，宜选择单纯孕激素如地屈孕酮片。

李老师

甲状腺功能减退是否影响月经？

甲减患者的甲状腺激素合成和分泌不足，反馈性引起 TSH（促甲状腺激素）升高，可通过多种途径影响 HPO 轴的功能：紊乱的 TSH 引起 GnRH 分泌异常、甲减患者的 SHBG 合成减少导致雌激素代谢改变等。因此甲减患者常伴有黄体功能不足、不排卵、子宫内膜持续增殖状态等生殖功能的异常。本例患者甲减也可能导致其不排卵，进而导致 AUB-O 的发生。

由于女性的甲减与卵巢排卵功能存在着潜在的密切关系，临床上对 AUB-O 的患者建议检查其甲状腺功能。

（李晓冬　郝珈蓓　马庆亚）

参考文献

［1］孔令伶俐，许良智.青春期排卵障碍性异常子宫出血的诊疗策略［J］.实用妇产科杂志，2022，38（10）：731-733.

［2］北京妇产学会月经病管理分会与青春期异常子宫出血相关问题专家共识专家组.青春期异常子宫出血相关问题专家共识［J］.中华妇产科杂志，2024，59（6）：417-426.

［3］Efthimios Deligeoroglou，Vasileios Karountzos，George Creatsas. Abnormal uterine bleeding and dysfunctional uterine bleeding in pediatric and adolescent gynecology［J］. Gynecol Endocrinol，2013，29（1）：74-78.

［4］张琬琳，汤若楠，王晓红.非 HPO 轴内分泌异常排卵障碍的诊治管理［J］.实用妇产科杂志，2023，39（11）：821-824.

病例 15　曼月乐相关异常子宫出血

病例信息 >>

患者，女，37 岁。就诊日期：2024 年 2 月 5 日。

· **主诉**：经量增多 1 年，放置曼月乐后阴道间断出血 1 个月。

· **现病史**：既往月经规律，13 岁初潮，5/28～30 天，量正常，无痛经。近 1 年经量较前渐多，有血块，经期及周期正常，伴痛经，VAS 评分 4 分。LMP 2024-01-01。1 个月前外院检查发现"子宫腺肌病"，同时有避孕需求，于外院行宫内放置曼月乐后间断阴道出血至今，量较少，呈褐色，无血块，不伴腹痛、发热、心慌、乏力等不适。

· **既往史**：既往体健。否认抗凝药物服用史，否认血液疾病、脑血管疾病、精神疾病史，否认输血史。

· **月经婚育史**：月经史同前。已婚。G_1P_1，顺娩 1 次，无生育需求。

· **家族史**：父母体健，余无特殊。

· **查体**：身高 163cm，体重 51kg，BMI 19.20kg/m^2。

· **妇科检查**：已婚外阴，阴道通畅，见少量褐色血迹，宫颈光滑，见节育器尾丝，子宫后位，稍大，无压痛，双侧附件区（-）。

· **辅助检查**（我院，2024-02-05）

（1）B 超：子宫大小约 6.04cm×4.96cm×5.03cm，内膜厚度 0.4cm，肌层回声呈分布不均粗颗粒状，节育器位置居中，双附件区未见异常。提示子宫腺肌病；宫内节育器。

（2）血常规：HGB 121g/L。

（3）凝血常规及 D- 二聚体正常。

（4）尿 HCG：（-）。

（5）TCT、HPV 无异常。

诊断思路

[病例特点]

患者为 37 岁育龄期女性，近 1 年月经量增多伴痛经，发现子宫腺肌病放置曼月乐后阴道出血 1 个月；查体子宫稍大；超声提示子宫腺肌病，曼月乐位置正常；HCG 阴性，凝血功能及血常规无特殊。

[鉴别诊断]

（1）妊娠状态：育龄期女性异常子宫出血应首先排除怀孕，患者查尿 HCG 为阴性，暂排除。

（2）其他结构性病变引起的 AUB：其他结构性病变也会引起 AUB，但该患者妇科超声提示子宫腺肌病，未见其余结构性病变，宫颈癌筛查无异常，曼月乐位置正常，暂排除。

初步诊断

1. 异常子宫出血 – 医源性
2. 宫内节育器置入状态
3. 子宫腺肌病

治 疗

目前考虑出血可能为上环后的出血模式改变，暂观察出血情况，3 个月后复诊。必要时宫腔镜检查除外内膜因素。

后续情况

3 个月后复诊，自诉近 1 个月无经间期出血，月经规律，经量明显减少，复查曼月乐位置正常。定期随诊。

点 评

住培医师

曼月乐是如何发挥避孕作用的？

曼月乐又称左炔诺孕酮宫内缓释系统（levonorgestrel-releasing intrauterine system，LNG-IUS），是一种可以缓慢释放高效孕激素的宫内节育器。它发挥避孕作用的途径主要有三个，可以形象地理解为：①"进不去"：曼月乐释放的孕激素使宫颈黏液变黏稠，阻止精子进入宫腔；②"动不了"：曼月乐环可抑制精子在宫腔及输卵管内活动，从而无法与卵子相遇，受精卵形成受阻；③"躺不下"：高效的孕激素下调子宫内膜的雌孕激素受体，子宫内膜对雌二醇不敏感，拮抗子宫内膜增生，子宫内膜"这床被子"变薄，进而使得受精卵无法着床。

主治医师

曼月乐还有哪些其他非避孕益处？

曼月乐的诸多非避孕获益已被证实，如果女性有避孕需求，同时又有月经过多，或者子宫腺肌病、子宫内膜增生等疾病，或子宫内膜息肉术后要避孕且预防复发等，曼月乐是一个有优势的治疗方案选择。比如治疗月经过多方面，曼月乐通过宫腔内高浓度的孕激素对子宫内膜的强抑制作用，使子宫内膜萎缩变薄，明显减少月经出血量和出血天数，从而达到治疗效果。

李老师

放置曼月乐后可能会导致出血模式的改变，应如何应对？

据统计，放环后最初的 3 个月内，22% 的女性出现出血时间延长，67% 的女性出现不规则出血，在使用第一年结束时，上述比例分别下降至 3% 和 19%，一般不会导致贫血，不需要特殊治疗。使用一年后的闭经率为 1.3%，但闭经受多种因素影响，年龄较大、BMI 较高或月经周期较长的女性风险更高。

对于放置曼月乐后出血模式改变，应对措施中最重要的是在上环前让患者充分知情。告知上环后有可能出现出血模式的改变，让患者有预期。曼月乐相关的出血多数为少量出血，可以观察，对于迫切希望治疗者，可适当给予中药、止血药或 COC 等干预。

治疗中需定期进行妇科查体及超声检查，了解环的位置，并除外其他可能引起出血的原因。

本例患者经量多伴血块 1 年，但月经周期规律，无经期延长及经间期出血，病程较短，无子宫内膜病变高危因素，宫颈癌筛查无异常，妇科超声提示子宫腺肌病，曼月乐位置正常，暂不考虑内膜因素。但上环前月经量多未除外内膜因素，如反复不规则出血，必要时需行宫腔镜检查。

（李晓冬　郝珈蓓　马庆亚）

参考文献

［1］郎景和，冷金花，邓姗，等．左炔诺孕酮宫内缓释系统临床应用的中国专家共识［J］．中华妇产科杂志，2019，54（12）：815-825.

［2］Darney Philip D，Stuart Gretchen S，Thomas Michael A，et al.Amenorrhea rates and predictors during 1 year of levonorgestrel 52mg intrauterine system use［J］．CONTRACEPTION，2018，97（3）：210-214.

病例 16　口服避孕药相关异常子宫出血

病例信息 >>

　　患者，女，27岁。就诊日期：2024年5月2日。

　　·**主诉：**经量增多3个月，口服COC 9天，阴道点滴出血1天。

　　·**现病史：**12岁初潮，平素月经规则，5~7/30天，量中，无血块，痛经，VAS评分5分，LMP 2024-04-23。3个月前出现月经量多，约为之前两倍，周期及经期无明显改变，不伴头晕、眼花等不适。半个月前于我院就诊，完善妇科超声及凝血等检查未见明显异常，血常规提示轻度贫血，嘱经期开始口服COC治疗。9天前开始口服COC，昨日出现阴道点滴出血，褐色，近两日未同房。遂就诊于我院。

　　·**既往史：**既往体健。自述半年前行宫颈癌筛查无异常，否认抗凝药物服用史，否认糖尿病、脑血管疾病、精神疾病史，否认外伤史，否认食物、药物过敏史。

　　·**月经婚育史：**月经史同上。未婚，有性生活，未规律避孕。G_0P_0。

　　·**个人及家族史：**父母体健。无特殊。

　　·**查体：**身高163cm，体重51kg，BMI 19.2kg/m^2。无瘀斑瘀点。

　　·**妇科检查：**女性外阴，阴道畅，宫颈光滑，可见陈旧性血迹，子宫及双侧附件（-）。

　　·**辅助检查**

　　（我院，半月前）

　　（1）妇科超声示：内膜厚0.9cm，均质，余未见异常。

　　（2）血常规：HGB 105g/L。

　　（3）HCG：0.6mIU/ml。

　　（4）甲状腺功能及凝血功能（-）。

　　（外院，半年前）

　　宫颈癌筛查：阴性。

诊断思路

[病例特点]

患者为 27 岁育龄期女性，因月经量多、中度痛经及避孕需求口服 COC，服用 8 天出现阴道点滴出血；查体及妇科检查无特殊；甲状腺功能、凝血功能及妇科超声无特殊，血常规示轻度贫血；HCG 阴性。

[鉴别诊断]

（1）结构性病变引起的 AUB：该患者近期超声未见结构性病变，暂排除。

（2）凝血功能障碍：该患者无个人及家族血液疾病史，无出血倾向史，查体无明显瘀血瘀斑，血常规及凝血功能等无异常，暂除外。

初步诊断

1. AUB-I
2. 轻度贫血
3. 痛经

治 疗

（1）继续口服屈螺酮炔雌醇片Ⅱ，每日 1 片，服完此周期，观察出血情况。

（2）蛋白琥珀酸铁口服液 40mg，每日 2 次，口服，定期复查血常规。

> 📋 **后续情况**
>
> 患者继续口服屈螺酮炔雌醇片Ⅱ，每日1片，以及抗贫血药物，3天后血止。服白片时撤血，经量正常，5~6天干净。之后复查血常规 HGB 110g/L。
>
> 调整月经周期：屈螺酮炔雌醇片Ⅱ共治疗3~6个月经周期后复诊，观察月经情况。

点 评

住培医师

本例患者为何使用复方口服避孕药？

复方口服避孕药（combined oral contraceptives，COC）是含有低剂量雌激素和孕激素的复合甾体激素制剂，在临床上除用于避孕外，还有许多非避孕作用，包括异常子宫出血、经前综合征（PMS）、经前抑郁障碍（PMDD）、女性痤疮和多毛症、子宫内膜异位症和痛经等的治疗。

本例患者以月经量多为主诉就诊，结合病史及辅助检查排除子宫结构性病变等因素，拟用 COC 减少经量。其使用 COC 可"一举三得"，COC 可抑制排卵及抑制子宫内膜生长，减少月经量和前列腺素分泌，降低宫腔压力和子宫痉挛，从而达到避孕、减少经量及改善痛经的效果。

主治医师

本例患者为何诊断为医源性异常子宫出血？

医源性异常子宫出血即 AUB-I，指所有与医疗操作、用药相关的 AUB，包括应用性激素、GnRH-a、放置宫内节育器或使用抗凝药物等。

本例患者服药前已完善妇科超声、凝血等检查，治疗初期出现阴道出血，服药时间及方式正确，无漏服，考虑此次出血为 COC 所致 AUB-I。由于该患者出血时间不长且出血量不多，暂观察不予特殊干预。

李老师

COC 相关 AUB-I 如何管理？

COC 所致 AUB-I 一般发生在服药初期，可为点滴出血或量似月经的突破性出血，较常见的原因是服药初期体内激素水平波动，另外常见的原因为漏服、不定时服用、服药方法错误或药品质量受损等。一般在继续使用 3 个月内 AUB 自然好转。

口服 COC 出现 AUB 时，需根据出血量、出血持续时间、患者个人治疗意愿等综合评估，决定是否需要干预，选择合适治疗方案。出血量不多、出血时间短、点滴出血可以暂观察。

治疗干预措施：①询问是否漏服，嘱规律服药，提高患者用药依从性；②若患者出血量较多，酌情加用止血药物；③适当增加雌激素含量，如雌激素每天增加到 $35\mu g$，可减少不定期出血天数并降低不定期出血发生率；④本周期服药结束后，暂停服药，必要时更改用药方案等；⑤反复出血，需排除子宫内膜病变等。

（李晓冬　郝珈蓓　马庆亚）

参考文献

［1］复方口服避孕药临床应用中国专家共识专家组.复方口服避孕药临床应用中国专家共识［J］.中华妇产科杂志，2015（2）：81-91.

［2］FSRH. Management of unscheduled bleeding in women using hormonal contraception ［M］. UK: Faculty of Sexual and Reproductive Healthcare Clinical Effectiveness Unit, 2009.

［3］Curtis，K.M. Adaptation of the World Health Organization's selected practice recommendations for contraceptive use for the United States［J］. Contraception，2013，87（5）：513-516.

［4］马淼，唐瑞怡，陈蓉.复方短效口服避孕药应用中不定期出血的管理［J］.协和医学杂志，2020，11（1）：73-78.

病例 17　瘢痕憩室相关异常子宫出血

患者，女，28 岁。就诊日期：2023 年 4 月 22 日。

- **主诉**：剖宫产术后 4 年，经期延长 3^+ 年。

- **现病史**：平素月经规律。4 年前行剖宫产术，产后 6 月余月经复潮，复潮后出现经期延长，$10^+/28 \sim 30$ 天，前 5～6 天量中，后淋漓出血。曾口服中药调经，症状无明显改善。LMP 2023-04-08，至今阴道仍有少量出血。

- **既往史**：既往体健。否认抗凝药物服用史，否认糖尿病、脑血管疾病、精神疾病等特殊病史。

- **月经婚育史**：13 岁初潮，既往月经规律，5～6/28～30 天，量中，痛经，可忍受。21 岁结婚。$G_2P_2A_0$，2017 年及 2019 年各剖宫产 1 次。无生育要求。

- **个人史及家族史**：无特殊。

- **查体**：身高 159cm，体重 60kg，BMI 23.71kg/m²。皮肤黏膜未见瘀斑、出血点，无多毛、痤疮，无泌乳。

- **妇科检查**：女性外阴，阴道通畅，可见少量褐色分泌物，宫颈光滑，未见赘生物，子宫前位，大小正常，双附件未触及明显异常。

- **辅助检查**

（1）尿妊娠试验：阴性。

（2）血常规：HGB 109g/L。

（3）妇科超声：子宫正常大小，内膜厚 0.4cm，子宫前壁切口处可探及底为 0.71cm、高为 0.3cm 缺损，内为暗区，该处剩余肌层厚约 0.42cm。

诊断思路

[病例特点]

患者为育龄期女性，既往月经规律，第二次剖宫产术后出现经期延长至十余天；妇科检查无特殊；妇科彩超提示子宫瘢痕憩室声像。

[鉴别诊断]

（1）子宫内膜息肉：子宫内膜息肉也可出现经期延长、经间期出血等表现，超声常表现为宫腔内高回声团，宫腔镜及病理学检查是诊断的金标准，以上检查可鉴别。

（2）黄体萎缩不全：黄体萎缩不全表现为月经周期正常，经期可延长，可以行基础体温监测或性激素检测帮助判断。

初步诊断

1. 异常子宫出血 – 未分类（剖宫产术后子宫瘢痕憩室）
2. 轻度贫血

治 疗

（1）给予短效口服避孕药调经 8 个月，服药期间经期正常，停药后再次出现经期延长，无腹痛及其他不适，患者无生育要求，要求手术治疗。

（2）2024–01–20 行宫腔镜手术，镜下见子宫下段前壁处憩室，憩室内内膜丰富。术中行开渠术，即切开阻碍经血流出的憩室下壁组织，电凝憩室内膜。

后续情况

术后 3 个月随访，患者恢复好，月经规律，经期及经量正常。

点评

住培医师

什么是剖宫产术后子宫瘢痕憩室，有什么表现？

剖宫产术后子宫瘢痕憩室（cesarean scar diverticulum，CSD）是剖宫产术后子宫切口愈合不良，瘢痕处肌层变薄，形成的一个与宫腔相通的凹陷或腔隙。

CSD 相关 AUB 形成的原因包括切口下缘的纤维组织形成"活瓣"阻碍了经期经血的引流，月经干净后凹陷处积存血液开始流出；憩室内局部血管增生、迂曲扩张；憩室内生长的内膜与正常子宫内膜生长剥脱不同步，因此表现为经期延长、经间期阴道流血。

主治医师

该类患者非手术治疗方式的选择是怎样的？

CSD 的治疗包括药物治疗及手术治疗。多数患者先采用药物试验性治疗观察效果，以复方短效口服避孕药（COC）为首选，也可采用左炔诺孕酮宫内缓释系统治疗，但其治疗本身也可能出现月经模式的改变，如阴道不规则出血、闭经等。

本例患者 28 岁，经期延长，无生育需求，COC 用药期间月经规律，停药后上述症状复现；本例患者停药后再次经期延长，且不愿继续药物治疗，最终选择宫腔镜手术。术后经期恢复正常。

李老师

CSD 手术方式的选择是怎样的？

若 CSD 临床症状对患者生活质量造成影响，且有手术治疗需求，也可选择手术，包括宫腔镜、宫腹腔镜及阴式手术等。

子宫瘢痕憩室处肌层厚度≥3mm 可选择宫腔镜手术，切开阻碍经血流出的憩室下壁组织及电凝破坏憩室内的内膜，达到改善症状的目的，但因无法修补子宫局部缺损，且可能使瘢痕处更薄，因此本法不适合有生育需求者。子宫瘢痕憩室处肌层厚度<3mm 且有再生育要求，可选择宫腹腔镜联合手术或阴式手术，充分切除憩室，修复缺损，但术后需等切口愈合再妊娠，且仍有再次形成 CSD 可能。

本例患者无生育需求，且子宫瘢痕憩室处肌层厚度>3mm，因此最终选择宫腔镜手术。

（李晓冬　孙然然）

参考文献

［1］中华医学会计划生育学分会．剖宫产术后子宫瘢痕憩室诊治专家共识［J］．中华妇产科杂志，2019，54（3）：145-148．

［2］伍庭凤，宗利丽，刘凌子，等．子宫瘢痕憩室研究进展及展望［J］．广东医学，2018，39（S1）：302-304+308．

病例 18 多囊卵巢综合征伴高雄（无生育要求）

病例信息 >>

患者，女，23 岁。就诊日期：2024 年 6 月 11 日。

·**主诉**：月经稀发 10 年。

·**现病史**：平素月经不规律，初潮 13 岁，5～7/30～90 天，量中，无痛经。5 年前患者因"月经稀发，痤疮"于外院就诊，诊断为"多囊卵巢综合征"，予"屈螺酮炔雌醇片"用药 1 年，服药期间月经规律，5～7/30 天，面部痤疮减轻。3⁺年前患者自行停药，后间断口服中药治疗（具体不详），用药期间月经不规则，5～7/30～60 天，痤疮加重。PMP 2024-04-18，LMP 2024-05-23。

·**既往史**：自幼肥胖，否认抗凝药物服用史，否认糖尿病、心脑血管疾病、精神疾病史，否认食物、药物过敏史。

·**婚育史**：未婚，否认性生活。

·**个人及家族史**：父母体健，否认家族糖尿病史、血栓病史、肿瘤史及遗传病史。

·**查体**：身高 160cm，体重 77kg，BMI 30.08kg/m²，面颊部痤疮 Ⅲ 级中度。颈项部、腋下及大腿根部皮肤色素沉着、柔软增厚（黑棘皮征阳性）。无泌乳，唇周、乳晕周围、下腹正中及外阴均见较多粗硬长毛（mF-G 评分 10 分）。

·**妇科检查（肛查）**：阴毛浓密，达阴阜及肛周。子宫及双侧附件未及明显异常。

·**辅助检查**

（1）性激素六项（月经第 2 天）：FSH 7.38mIU/ml，LH 13.87mIU/ml，PRL 8.56ng/ml，E_2 42.59pg/ml，P 0.67ng/ml，T 0.77ng/ml。

（2）AMH：13.97ng/ml。

（3）硫酸脱氢表雄酮：682.00ng/ml（100～600ng/ml）。

（4）D-二聚体：0.13mg/L。

（5）空腹胰岛素 22.43μIU/ml，空腹葡萄糖 4.83mmol/L。

（6）甲状腺功能：TSH 0.84mIU/L，FT_3 5.55pmol/L，FT_4 11.41pmol/L。

（7）其他检查：肝肾功、血脂无异常。

（8）妇科超声：子宫前位，大小 5.7cm×4.5cm×2.3cm，宫腔线居中，内膜 1.6cm，均质，双侧卵巢均有 2～9mm 的卵泡≥12 个。

💡 诊断思路

[病例特点]

患者为育龄期女性，月经稀发多年；肥胖，查体可见面部痤疮、黑棘皮征、多毛；妇科超声提示双卵巢多囊样改变，实验室检查提示高胰岛素及高雄激素，AMH 升高。

[鉴别诊断]

（1）其他引起高雄激素的疾病：非经典型先天性肾上腺皮质增生（CAH）可表现为轻度雄激素过多，如多毛症、月经不规律等，其 17α-OHP 明显增高，可进行鉴别；卵巢肿瘤如支持-间质细胞肿瘤、卵巢门细胞瘤等均可产生雄激素，超声等影像学检查可鉴别。

（2）其他排卵障碍疾病：如甲状腺疾病、高催乳素血症等引起的排卵障碍，可通过实验室检查进行鉴别。

🔍 初步诊断

1. 多囊卵巢综合征
2. 高雄激素血症
3. 胰岛素抵抗
4. 肥胖

治 疗

（1）心理指导，告知疾病危害及规范管理的必要性。

（2）调整生活方式，通过运动及控制饮食减重。

（3）口服二甲双胍 0.5g，每日 1 次，饭中服用，如无不适，逐渐加量至 0.5g，每日 3 次。注意补充 B 族维生素。

后续情况

3 个月后复查患者体重下降 5kg（6.5%），BMI 28.13kg/m^2，月经周期同前，面部痤疮稍有好转，继续先前治疗。

点 评

住培医师

什么是多囊卵巢综合征?

多囊卵巢综合征（polycystic ovarian syndrome，PCOS）是女性最常见的内分泌紊乱性疾病之一，发生率约占生育年龄女性的 6%~20%，主要临床表现为月经稀发、多毛、肥胖、不孕和双侧卵巢呈多囊样增大。

目前国际上对于 PCOS 的诊断多采用鹿特丹标准：①月经异常如稀发排卵或无排卵；②高雄激素血症的临床表现和（或）高雄激素血症；③卵巢多囊样改变（PCOM）。符合 3 项中的 2 项，排除其他引起排卵障碍的疾病以及引起高雄激素血症的疾病，即可诊断。

我国 PCOS 的诊断标准为：必须满足月经稀发或闭经或不规则子宫出血，再符合以下 2 项中的 1 项：①高雄激素血症的临床表现和（或）

高雄激素血症；② PCOM，即可诊断为疑似 PCOS。再逐一排除其他可能引起高雄激素的疾病和排卵障碍的疾病，即可确诊。

本例患者月经稀发，同时伴有雄激素水平升高及多毛、痤疮等高雄临床表现，超声提示 PCOM，排除其他可引起排卵障碍及高雄激素疾病，可诊断为 PCOS。

卵巢多囊样改变就是多囊卵巢综合征吗？

卵巢多囊样改变（PCOM）是超声检查对卵巢形态的一种描述，即超声下一侧或双侧卵巢内直径 2～9mm 的卵泡数≥12 个，和（或）卵巢体积≥10ml（卵巢体积按 0.5× 长径 × 横径 × 前后径计算）。

但 PCOM 并非 PCOS 患者特有的超声表现，正常育龄期女性中 20%～30% 可有 PCOM，也可见于口服避孕药后、闭经等情况时；且 PCOS 患者的超声也并非都表现为 PCOM。

因此，卵巢多囊样改变不等同于多囊卵巢综合征。

主治医师

如何评估 PCOS 患者的高雄？

PCOS 高雄包括高雄激素血症和高雄体征。目前临床实验室常规采用化学发光免疫分析法检测高雄激素血症，诊断准确性较低，因此高雄体征的评估更为重要，包括：痤疮、多毛及脱发等。临床考虑疑似 PCOS 时要注意评估有无高雄体征及其严重程度，且治疗过程中观察记录体征的变化。

李老师

本例 PCOS 患者为何不使用口服避孕药降雄治疗?

PCOS 应根据患者的症状及治疗需求等情况进行个体化治疗，治疗原则包括生活方式调节、月经周期的调整、治疗高雄激素和代谢调整，有生育要求者可行促排卵治疗。

本例患者目前主要问题是高雄及肥胖。降雄可首选复方口服避孕药（combined oral contraceptives，COC），但该患者并未选择 COC，一方面因为该患者肥胖，通过生活方式干预、减重及胰岛素增敏剂使体重下降也可在一定程度上起到降雄的作用；另一方面，肥胖人群使用 COC 也有一定血栓风险，如体重下降到一定程度后，仍无高雄改善也可视情况必要时加用 COC 治疗。

患者近 2 个月的月经周期基本规律，故暂未给予特殊干预。

（李晓冬　宗雅迪）

参考文献

［1］多囊卵巢综合征诊治路径专家共识编写组 . 多囊卵巢综合征诊治路径专家共识［J］. 中华生殖与避孕杂志，2023，43（4）：337-345.

［2］中华医学会妇产科学分会内分泌学组及指南专家组 . 多囊卵巢综合征中国诊疗指南［J］. 中华妇产科杂志，2018，53（1）：2-6.

［3］多囊卵巢综合征雄激素质谱检测共识专家组，中国人体健康科技促进会生育力保护与保存专业委员会 . 多囊卵巢综合征雄激素质谱检测专家共识［J］. 检验医学，2023，38（3）：203-208.

病例 19　青春期多囊卵巢综合征

患者，女，14 岁。就诊日期：2024 年 3 月 18 日。

·**主诉**：月经稀发 1 年，闭经半年。

·**现病史**：平素月经规律，12 岁初潮，7/30 天，量中，无痛经。1 年前无明显诱因出现月经稀发，周期延长至 2~6 个月，经期不变，LMP 2023-10。半年前当地超声提示 PCOM，未予特殊诊治。近一年体重增加 5 kg。

·**既往史**：既往体健。

·**婚育史**：否认性生活。

·**家族史**：父母体健，否认家族中糖尿病病史、血栓病史。

·**查体**：身高 160cm，体重 70kg，BMI 27.34kg/m^2；颈部黑棘皮征阳性，面部痤疮（Ⅱ级中度），四肢多毛。

·**妇科检查（肛查）**：女性外阴，阴毛分布正常，阴蒂不大，子宫及双附件未及明显异常。

·**辅助检查**

（1）妇科超声（经肛门）：内膜 0.94cm，规则，不均质，双卵巢多囊样改变。

（2）性激素六项：FSH 5.60mIU/ml，LH 13.59mIU/ml，E$_2$ 52.73pg/ml，PRL 8.37ng/ml，P 0.73ng/ml，T 1.01ng/ml。

（3）空腹血糖 5.97mmol/L，空腹胰岛素 38.82μIU/ml（1.9~23μIU/ml）。

（4）甲状腺功能：TSH 3.26mIU/L，FT$_3$ 5.45pmol/L，FT$_4$ 11.50pmol/L。

诊断思路

[病例特点]

患者为青春期女性，既往月经规律，近1年体重增加，月经稀发，闭经半年；查体发现高雄激素体征，BMI 27.34kg/m²；妇科超声提示 PCOM，实验室检查提示高雄激素血症及高胰岛素血症。

[鉴别诊断]

（1）非经典型先天性肾上腺皮质增生症：临床主要表现为血清雄激素水平和（或）17- 羟孕酮、孕酮水平的升高，部分患者可出现超声下的 PCOM 及月经紊乱。17- 羟孕酮测定有助于鉴别。

（2）功能性下丘脑性闭经：表现为血清 FSH、LH 低或正常，E₂相当于或低于早卵泡期水平，通常无高雄激素血症，常有快速体质量减轻或精神心理障碍、压力大等诱因。据该患者基本情况可鉴别。

初步诊断

1. 多囊卵巢综合征?
2. 胰岛素抵抗
3. 高雄激素血症

治 疗

（1）生活方式干预：饮食控制、运动减重。

（2）孕激素转经：口服地屈孕酮片 10mg，每日 2 次，共 10 天。

后续情况

口服后半周期地屈孕酮 2 个月后复诊，用药期间月经规律，复诊时减重 3kg；可继续口服后半周期地屈孕酮 1 个月后停药观察，如大于 2~3 月无月经可补充孕激素撤血以保护内膜。

点 评

住培医师

本例患者能否诊断为青春期 PCOS？

与成人 PCOS 诊断不同，青春期 PCOS 的诊断应该非常谨慎，不能过早过度诊断。现诊断青春期 PCOS 应至少在月经初潮 3 年后，同时满足鹿特丹标准的 3 个条件：①月经不规律；②临床或生化高雄激素；③一侧或双侧卵巢中直径 2~9mm 的卵泡≥12 个和（或）卵巢体积≥10ml。

本例患者月经稀发及闭经症状出现在初潮后 2 年内，有高雄临床和生化表现，但不满足青春期 PCOS 的诊断标准，目前不诊断为青春期 PCOS。需要注意的是，不诊断并不影响治疗，仍应评估后根据症状及需求个性化治疗，且部分青春期 AUB 可能有发展为 PCOS 的风险，仍需关注。

主治医师

本例患者的诊治过程中有何需要注意的问题？

本例患者近 1 年月经稀发，同时 1 年内体重增加 5kg，体重的改变如增长或下降过快等都可能导致排卵障碍，引发 AUB。提醒我们注意的是，在临床上处理 AUB 患者时，要注意月经改变有无诱因，包括体重变化。

另外，该患者目前 14 岁，BMI 27.34kg/m^2，并不属于肥胖，却已出现空腹胰岛素水平升高，因此需要注意有无家族糖尿病史的询问，治疗过程中需注意代谢的调整，如调整生活方式后无明显改善，可考虑加用二甲双胍进行治疗。后续必要时可进行胰岛素释放试验及 OGTT（口服葡萄糖耐量试验）检查，帮助进一步评估。

李老师

本例患者的治疗思路是怎样的？

本例患者 14 岁，初潮后月经规律。近 1 年体重增加，出现了月经稀发及闭经，雄激素轻度升高伴痤疮及多毛，同时合并胰岛素抵抗。因月经来潮未超过 3 年，故未诊断青春期 PCOS。

因此本患者治疗思路是先以调整生活方式、减重为主，有文献显示体重减轻 5%～10% 后，患者可恢复排卵，月经周期、高雄激素血症、胰岛素抵抗可能在一定程度上得到改善。如果月经周期仍无改善，可定期使用孕激素调整月经周期，孕激素不抑制 HPO 轴的功能或抑制较轻，对代谢影响小，但无降雄激素、改善高雄症状的作用。当出现痤疮、多毛等高雄症状，且有治疗需求时，可选择 COC，既可降雄，又可调整月经。但一些青春期的孩子及家长可能会对口服避孕药有抵触心理。

（李晓冬 宗雅迪）

参考文献

［1］北京妇产学会月经病管理分会，青春期异常子宫出血相关问题专家共识专家组.青春期异常子宫出血相关问题专家共识［J］.中华妇产科杂志，2024，59(6)：417-426.

［2］中华医学会妇产科学分会内分泌学组及指南专家组.多囊卵巢综合征中国诊疗指南［J］.中华妇产科杂志，2018，53（1）：2-6.

［3］多囊卵巢综合征诊治路径专家共识编写组.多囊卵巢综合征诊治路径专家共识［J］.中华生殖与避孕杂志，2023，43（4）：337-345.

病例20 高催乳素血症（药物性）

患者，女，37岁。就诊日期：2024年11月6日。

· **主诉**：精神分裂症10年，调整药物后月经稀发2年。

· **现病史**：患者10年前无明显诱因出现幻觉、妄想等症状，在精神病院诊断为"精神分裂症"，口服阿立哌唑20mg/d治疗。2年前因症状控制不佳，调整为利培酮4mg/d口服，症状改善，但出现月经不规律，周期延长至2～3个月，经期经量同前。无头痛、视物模糊等症状。LMP2024-05-14。因停经5个月，精神科将其转诊至我科进一步诊治。

· **既往史**："精神分裂症"10年，长期口服抗精神病药物"利培酮"。无其他慢性疾病或手术史。

· **月经婚育史**：平素月经规律，12岁初潮，5～7/28～32天，量多，偶有痛经。未婚，否认性生活史。

· **个人及家族史**：否认家族精神疾病史。

· **查体**：身高166cm，体重80kg，BMI 29kg/m^2。双乳发育Tanner V期，乳头发育正常。触诊乳房溢乳，痤疮（－），黑棘皮征（－），多毛（－）。

· **妇科检查**：女性外阴。肛查：子宫后位，大小正常，双侧附件区未触及明显包块。

· **辅助检查**

（1）妇科超声：子宫大小4.6cm×4.2cm×3.8cm，子宫内膜厚度0.5cm。

（2）性激素六项：FSH 3.72mIU/ml，LH 3.34IU/ml，E_2 23pg/ml，P 0.39ng/ml，PRL 173ng/ml，T 0.4ng/ml。

（3）甲状腺功能及生化正常。

诊断思路

[病例特点]

患者长期服用抗精神病药物治疗精神分裂症，2年前更换药物后出现月经不规律，现停经5个月；查体乳房溢乳；PRL显著升高，甲状腺功能及生化均正常。

[鉴别诊断]

（1）甲状腺功能减退症：甲状腺功能减退会负反馈引起促甲状腺激素释放激素分泌增多，进而刺激催乳素分泌过多，表现为月经异常、溢乳等症状。然而，本例患者甲状腺功能检查正常，无甲减相关症状，可排除。

（2）多囊卵巢综合征（PCOS）：PCOS患者常表现为月经稀发、不孕及多囊卵巢影像学改变，PRL水平也可轻度升高。本例患者月经不规律，但卵巢超声检查无典型多囊样改变，催乳素水平明显升高，其余激素水平未见异常，且有明确用药史，不支持PCOS诊断。

初步诊断

1. 高催乳素血症（药物性）
2. 精神分裂症

治 疗

（1）药物调整：由精神科医生评估，在病情允许的情况下减少或停用利培酮，改用对催乳素水平影响较小的抗精神病药物。

（2）孕激素治疗：黄体酮20mg肌内注射，每日1次，连续5天，诱发撤退性出血。

后续情况

由于患者目前治疗需要，无法停用或更换抗精神病药物，采取周期性（每2~3个月）孕激素撤退性出血，以保护子宫内膜。定期监测催乳素水平及评估临床症状。

点 评

住培医师

本例患者为何考虑为药物性 HPRL？

HPRL（>30ng/ml）不是疾病，而是实验室检查中发现的异常结果，首先需要排除多种可能的原因，包括生理性、药理性和病理性因素等。

一些生理状态，如抽血前进食高蛋白高脂饮食、应激状态、剧烈运动、乳房刺激等都可能引起催乳素水平升高；病理性因素包括下丘脑疾病如肿瘤、脑膜炎、垂体疾病如垂体腺瘤、空蝶鞍综合征、原发性甲减、肝硬化、肾功能不全等内分泌或全身性疾病，此外，PCOS 患者中部分也可出现轻度 HPRL；如血催乳素轻度升高并伴有症状，却未能找到明确原因，则考虑为特发性 HPRL。

药物性 HPRL 也是常见的原因，如使用抗精神病药物、抗抑郁药物或某些降压药物等，这些药物通过拮抗多巴胺而导致 HPRL。

本例患者既往月经规律、无泌乳，在调整抗精神病药物后出现闭经及溢乳，进一步检查发现 HPRL，且有明确用药史，排除其他原因后，考虑为药物性 HPRL。

主治医师

可引起 HPRL 的常见药物有哪些?

多种药物可引起 HPRL，主要通过抑制下丘脑催乳素抑制因子（PIF）或增强催乳素释放因子（PRF），部分药物还可能直接作用于催乳素细胞。常见的药物包括镇静类药物（吗啡、可卡因）、抗精神病药物（氯丙嗪、利培酮）、抗抑郁药（选择性5- 羟色胺再摄取抑制剂）、激素类药物（雌激素、口服避孕药）以及某些中草药（如六味地黄丸）等。通常药物性 HPRL 伴随轻度的催乳素水平升高，但长期使用某些药物可导致催乳素持续升高，进而引发溢乳、闭经等症状。

李老师

药物性 HPRL 的治疗与长期管理是怎样的?

（1）药物性 HPRL 的治疗，首先考虑在相关专科病情允许的情况下，调整药物剂量或更换对 PRL 影响小的药物，但要以治疗专科疾病为主，且不能随意用药降催乳素。如本例患者所用利培酮为多巴胺受体拮抗剂，可改善精神分裂症，此时如盲目应用多巴胺受体激动剂降 PRL，则可能加重患者的精神病症状。

（2）如果无法调整当前药物治疗方案，则需要针对 HPRL 相关症状进行对症治疗。HPRL 可抑制 HPO 轴，使雌激素水平降低，导致月经紊乱、溢乳，且长期低雌激素可引起骨密度下降甚至骨质疏松等。专家共识建议，育龄期女性且闭经 6 个月以上，建议专科会诊考虑服用避孕药（OC）来预防骨质疏松，同时注意补钙及维生素 D。但含较高雌激素的 OC 本身可能导致催乳素升高，且长期应用合成雌孕激素也可能带来一些其他问题如血栓风险，故临床上应权衡利弊。

（李晓冬　郑颖　王玉净）

参考文献

［1］中华医学会神经外科学分会，中华医学会妇产科学分会，中华医学会内分泌学分会．高催乳素血症诊疗共识［J］．中华医学杂志，2011，91（3）：147-154.

［2］中国神经科学学会精神病学基础与临床分会精神分裂症临床研究联盟．抗精神病药所致高泌乳素血症干预对策的专家共识［J］．中华精神科杂志，2021，54（3）：7.

病例 21　高催乳素血症（垂体微腺瘤）

病例信息 >>

患者，女，22 岁。就诊日期：2024 年 9 月 6 日。

· **主诉：** 月经稀发伴经量减少 2 年，闭经 8 个月。

· **现病史：** 平素月经规律，12 岁初潮，6/30 天，月经量中等，无痛经，LMP 2024-01-04。患者 2 年前月经周期延长至 2～3 个月，经期同前，月经量较前减少 2/3，曾服用 "红花逍遥丸" 等中药治疗，无阴道出血或月经来潮。不伴头痛、视物障碍、潮热、出汗等。

· **既往史：** 既往体健，否认特殊疾病史。

· **月经婚育史：** 月经史同前。未婚，否认性生活史。

· **个人及家族史：** 否认家族遗传病及传染病史。

· **查体：** 身高 163cm，体重 75kg，BMI 28.22kg/m^2。双侧乳房溢乳，痤疮（-），黑棘皮征（-），多毛（-）。

· **妇科检查：** 女性外阴，肛诊：子宫大小正常，双侧附件区未触及异常。

· **辅助检查**

（1）妇科超声：子宫大小 5.3cm×4.5cm×3.4cm，子宫内膜厚度 0.4cm。

（2）垂体 MRI 提示：垂体微腺瘤。

（3）性激素六项：FSH 5.02mIU/ml，LH 5.34mIU/ml，E$_2$ 32pg/ml，PRL 149ng/ml，P 0.39ng/ml，T 0.5ng/ml。

（4）甲状腺功能、生化均大致正常。

诊断思路

[病例特点]

患者为 22 岁未婚女性，月经稀发伴经量减少 2 年，闭经 8 个月；查体可见双乳溢乳；PRL 显著升高，垂体 MRI 提示垂体微腺瘤。

[鉴别诊断]

（1）甲状腺功能减退症：甲减可导致 TRH 分泌增加，从而刺激 PRL 分泌，表现为月经异常和溢乳。然而，本例患者甲状腺功能检查结果正常，未见典型甲减症状，基本可排除该诊断。

（2）药物性高催乳素血症：多种常用药物，如多巴胺受体拮抗剂、含雌激素的口服避孕药、某些抗高血压药、阿片类药物及 H_2 受体阻滞剂等，均可能导致催乳素水平升高。需要进一步了解患者的用药史，以排除药物引起的高催乳素血症。

初步诊断

1. 高催乳素血症
2. 垂体微腺瘤
3. 肥胖

治 疗

药物治疗：溴隐亭，初始剂量为 1.25mg/d，根据患者反应每 3 ~ 7 天增加 1.25mg，直至剂量达到 5mg/d，1 个月后复查 PRL。

后续情况

患者在初始治疗 3 个月后，PRL 水平降至 19ng/ml，溢乳消失，月经恢复正常。

点评

住培医师

垂体催乳素腺瘤为何首选药物治疗？

垂体 PRL 腺瘤是常见的功能性垂体腺瘤，临床表现主要包括几个方面：HPRL 的临床症状如月经紊乱、不孕及异常泌乳等；肿瘤压迫症状如头痛、视野缺损等；因合并混合性腺瘤而伴有其他垂体前叶激素分泌过多的表现等。根据大小可分为微腺瘤（＜10mm）和大腺瘤（≥10mm），垂体 PRL 腺瘤（无论微腺瘤或大腺瘤）都可首选多巴胺受体激动剂治疗，无症状的 PRL 微腺瘤也可随诊观察。如药物治疗无效或效果欠佳，出现药物治疗不耐受、拒绝长期服用药物、药物治疗 2～3 个月血 PRL 水平正常但瘤体无改变疑为无功能瘤等情况者，可选择手术治疗。关于治疗目标，PRL 微腺瘤和特发性 HPRL 患者要抑制异常泌乳，恢复正常月经和排卵生育功能；大腺瘤患者，要达到缩小瘤体、解除压迫、保留垂体功能、改善神经症状的效果；同时注意预防复发及远期并发症。

主治医师

PRL 微腺瘤的药物治疗如何选择？

治疗高催乳素血症的首选药物为多巴胺受体激动剂，常用药物包括溴隐亭及卡麦角林等。溴隐亭是经典的治疗药物，起始剂量为 1.25mg，每 3～7 天逐步加量，有效治疗剂量为 5～7.5mg。溴隐亭已证实安全有效，价格相对便宜，为我国推荐治疗催乳素腺瘤的首选药物。卡麦角林服用更方便，抑制 PRL 的作用更强大，每周给药 1～2 次，患者的耐受性更好，对溴隐亭耐药的患者可选用卡麦角林治疗。

李老师

PRL 微腺瘤患者的长期管理及复发预防应注意哪些问题？

垂体 PRL 微腺瘤经过长期有效的多巴胺受体激动剂的治疗，经常可缩小，有时会消失。一般只有 5%～10% 的进展为大腺瘤。

治疗过程中应对 PRL 水平进行定期评价，包括每 1～2 年复查垂体 MRI 以观察瘤体大小变化。如 PRL 已正常，症状好转或消失，可考虑药物减量，每 1～2 个月减少溴隐亭 1.25mg，直到最小有效剂量作为维持量。共识推荐停药时机为小剂量溴隐亭维持 PRL 水平正常、MRI 检查肿瘤消失或呈空泡蝶鞍，疗程达 2 年以后停药。

（李晓冬　郑颖　王玉净）

参考文献

［1］中华医学会妇产科学分会内分泌学组 . 女性高催乳素血症诊治共识［J］. 中华妇产科杂志，2016（3）：8.

［2］王任直 . 中国垂体催乳素腺瘤诊治共识（2014 版）［J］. 中华医学杂志，2014（31）：6.

病例 22　功能性下丘脑性闭经

患者，女，26 岁。就诊日期：2024 年 10 月 28 日。

· **主诉**：减重后闭经 6 个月。

· **现病史**：患者平素月经规律，11 岁初潮，5~7/28 天，量中等，无痛经，LMP 2024-04。6 个月前体重在 2 个月内减轻 10kg 后出现闭经。无头痛、视觉模糊、溢乳、恶心、呕吐、乏力等不适，嗅觉正常。曾间断服用中药调理，但月经未恢复。现为进一步诊治就诊我院门诊。

· **既往史**：既往体健，否认血栓及乳腺癌病史。否认自身免疫性疾病史。

· **月经婚育史**：月经史同前。未婚，有性生活史。G_0。

· **个人及家族史**：否认家族血栓及乳腺癌病史，否认遗传病及传染病史。

· **查体**：身高 168cm，体重 40kg，BMI 14.17kg/m^2。营养欠佳，双侧乳房无溢乳，痤疮（-），黑棘皮征（-），多毛（-）。

· **妇科检查**：女性外阴，阴道通畅，宫颈光滑，子宫前位，大小正常，双侧附件区未触及异常。

· **辅助检查**

（1）妇科超声：子宫大小约 4.5cm×4.8cm×4.0cm，内膜厚 0.3cm。左卵巢大小约 3.7cm×2.8cm，右卵巢大小约 3.1cm×2.4cm，双卵巢内均为散在小滤泡回声。

（2）性激素六项：FSH 3.05mIU/ml，LH 1.51mIU/ml，E_2 16.84pg/ml，PRL 20.11ng/ml，P 0.71ng/ml，T 0.68ng/ml。

（3）甲状腺功能正常。

诊断思路

[病例特点]

患者为 26 岁育龄期女性，既往月经规律，减重后出现闭经。BMI $14.17kg/m^2$，妇科检查无异常，甲状腺功能正常，妇科超声未见异常，性激素检测显示促性腺激素水平低下。

[鉴别诊断]

（1）多囊卵巢综合征（PCOS）：可表现为闭经或月经稀发，可伴有高雄激素血症或高雄激素症状及卵巢多囊样改变，FSH 正常或偏低，LH 正常或升高。该患者 FSH 及 LH 均较低，不伴高雄激素血症，暂不考虑。

（2）卵巢早衰（POF）：为卵巢性闭经，表现为卵巢功能衰竭，FSH>40mIU/ml，伴雌激素水平降低。结合激素水平可鉴别。

初步诊断

1. 继发性闭经－功能性下丘脑性闭经？
2. 低体重

治 疗

（1）调整饮食结构，增重。

（2）雌孕激素序贯治疗：雌二醇片／雌二醇地屈孕酮片（2/10），先红片共 14 天，后黄片 14 天，每日 1 片，共 28 天，连续口服。

后续情况

患者开始服用第 2 个周期时转经，经期经量正常，继续口服雌二醇片／雌二醇地屈孕酮片（2/10），3 个周期后复诊；观察体重增长及月经情况。

点 评

住培医师

本例患者出现闭经的原因是什么？

闭经分为原发性闭经和继发性闭经。原发性闭经是有正常生长和第二性征（乳房、性毛）发育，15岁无月经来潮，或乳房发育2~5年后仍未有月经初潮；继发性闭经则是指曾有月经、以后月经停止，包括原来月经频率正常者停经3个月或原来月经稀发者停经6个月。

本例患者为继发性闭经，继发性闭经需要在HPO轴寻找原因。常见继发性闭经的原因包括中枢-下丘脑性闭经（功能性、器质性或药物因素引起）、垂体性闭经（如垂体肿瘤、垂体柄压迫、Sheehan综合征）、卵巢性闭经（如卵巢早衰）、子宫性闭经（如子宫内膜损伤或宫腔粘连）及内分泌疾病相关闭经（如多囊卵巢综合征、卵巢分泌性激素肿瘤、肾上腺疾病、甲亢或甲减等）。

主治医师

本例患者继发性闭经的诊断思路是什么？

继发性闭经患者，要详细询问病史包括既往月经、检查及治疗情况等，并进行全身查体及妇科检查，然后进行必要的辅助检查包括妇科超声及激素测定等。注意对于有性生活者，首先应除外妊娠。

可通过孕激素试验和雌孕激素试验评估体内雌激素水平，确定闭经程度。孕激素试验阳性，即停药撤血，说明患者体内有一定的雌激素分泌；如停药无撤血，则可能存在内源雌激素水平低下、子宫性闭经等情况，需进一步行雌孕激素试验，停药有撤血可排除子宫性闭经，无撤血则考虑子宫性闭经。

同时结合激素水平共同判断，如 PRL 升高则排查高催乳素血症原因；如 PRL 及 TSH 同时升高，考虑甲减引起闭经。停药再根据 FSH 和 LH 水平判断闭经原因（FSH>40mIU/ml 提示卵巢功能衰竭；LH<5mIU/ml 提示问题在下丘脑或垂体）。

本例患者为生育年龄，既往月经规律，出现继发性闭经，已除外妊娠，详细询问病史，注意到其体重在短时间内下降；妇科超声提示内膜薄，性激素提示低促性腺激素（FSH 及 LH 均<5mIU/ml），甲状腺功能及催乳素正常，初步考虑可能为中枢性闭经中的功能性下丘脑性闭经（FHA）。

FHA 的发生通常与体重下降、过度运动或精神压力过大有关。当体重明显减少或能量摄入不足时，身体会优先将能量用于维持核心生命活动，抑制生殖功能，导致 HPO 轴功能受损，月经停止。体脂减少还会导致瘦素分泌减少，从而影响下丘脑对 GnRH 的调控，最终引起闭经。

李老师

功能性下丘脑性闭经的治疗原则是什么？

FHA 是一种可逆的疾病，只要去除病因，月经通常会逐步恢复，但这个过程可能需要一定时间。对于因减肥导致体重过低的患者（如本例患者），增加体重是治疗的核心目标。有研究报道，BMI 需恢复至 $17.7 \pm 1.4 kg/m^2$ 至 $22.9 \pm 2.5 kg/m^2$，体脂达到 18%～28% 才能恢复月经。其中，约 35%～54% 的女性在体重恢复后可立即恢复月经，但部分患者可能需要更长时间。最快者体重恢复后 17 天即恢复月经，而部分患者可能需长达 2 年才能恢复。

对于短期内不能恢复者，需要雌孕激素补充治疗预防低雌激素相关并发症，同时可有月经样出血。研究显示，小剂量雌激素替代治疗能够使体重相关性闭经患者在平均 24.1 ± 13.6 个月内恢复排卵。

（李晓冬　郑颖　王玉净）

参考文献

［1］中华医学会妇产科学分会妇科内分泌学组．闭经诊断与治疗指南（2023 版）［J］．中华妇产科杂志，2024，59（1）：5-13.

［2］Saadedine M，Kapoor E，Shufelt C. Functional hypothalamic amenorrhea：Recognition and management of a challenging diagnosis［J］. Mayo Clin Proc，2023，98（9）：1376-1385.

［3］Pape J，Herbison AE，Leeners B. Recovery of menses after functional hypothalamic amenorrhoea：if, when and why.［J］. Hum Reprod Update，2021，27（1）：130-153.

［4］Chen L，Lu Y，Zhou YF，et al.The effects of weight loss-related amenorrhea on women's health and the therapeutic approaches.［J］.Ann Transl Med，2023，11（2）：132.

病例 23 卡尔曼综合征

病例信息 >>

患者，女，17 岁。就诊日期：2022 年 3 月 10 日。

· **主诉**：自幼无月经来潮，无周期性腹痛。

· **现病史**：患者自幼无月经来潮，无周期性腹痛。1 年前因原发性闭经在当地医院就诊，性激素检测提示：FSH<0.10mIU/ml，LH<0.10mIU/ml，E₂ 7.34pg/ml，PRL 9.7ng/ml，骨龄正常（未见具体报告）。垂体 MRI（平扫＋增强）未见明显异常，染色体核型检查结果为 46,XX，激素检查（生长激素、促肾上腺皮质激素、血清皮质醇）均正常。初步考虑为特发性低促性腺激素性性腺功能减退。给予雌激素替代治疗（戊酸雌二醇片 1mg/d）口服治疗 3 个月，随后增加至 2mg/d 口服治疗 4 个月。治疗期间患者出现少量阴道出血，持续约 4 天，为进一步诊治至我院就诊。

· **既往史**：自幼嗅觉减退，余无特殊疾病史。

· **月经婚育史**：原发性闭经，未曾月经来潮。学生，否认性生活史。

· **个人及家族史**：足月顺产，出生体重 3000g，无喂养困难，青春期前生长发育正常，学习中等水平，无类似家族遗传病史。

· **查体**：身高 170cm，体重 74.5kg，BMI 25.8kg/m²。第二性征发育，乳房发育 Tanner Ⅱ期，无明显腋毛、阴毛。

· **妇科检查**：患者拒查。

· **辅助检查**

（1）妇科超声：子宫大小 3.2cm×3.5cm×2.0cm，内膜厚 0.33cm，左侧卵巢大小 2.3cm×1.0cm，右侧卵巢大小 1.9cm×1.1cm。

（2）性激素六项：FSH<0.10mIU/ml，LH<0.10mIU/ml，E₂ 7.34pg/ml，P 0.65ng/ml，T 0.22ng/ml。

（3）甲状腺功能正常。

（4）AMH：3.23ng/ml。

（5）头颅核磁平扫+增强：右侧嗅球缺如、左侧嗅球发育不良、双侧嗅束显示不清，垂体稍减小，考虑卡尔曼综合征可能性大。

（6）染色体：未见异常。患者拒绝行基因检测。

诊断思路

［病例特点］

患者为原发性闭经，自幼伴有嗅觉减退。低促性腺激素水平（FSH<0.10mIU/ml，LH<0.10mIU/ml）。MRI提示右侧嗅球缺如、左侧嗅球发育不良、双侧嗅束显示不清。

［鉴别诊断］

（1）功能性下丘脑性闭经：常见于精神压力过大、过度运动、体重过低或快速减轻等情况，患者常表现为闭经，FSH、LH水平通常较低。然而，该疾病通常存在明确的诱因，且无先天性嗅觉减退的表现，因此可排除此病。

（2）特发性低促性腺激素性性腺功能减退症（IHH）：IHH也可表现为闭经及第二性征发育迟缓，但不伴有嗅觉减退，嗅觉功能正常，因此可排除。

初步诊断

1. 原发性闭经
2. 卡尔曼综合征

治 疗

雌二醇片/雌二醇地屈孕酮片（2/10）口服，半年后复诊。

后续情况

患者依从性良好，长期口服雌二醇片 / 雌二醇地屈孕酮片（2/10），定期复查，月经已恢复并规律来潮。

点 评

住培医师

什么是卡尔曼综合征，病因是什么？

卡尔曼综合征（Kallmann syndrome，KS）是一种低促性腺激素性性腺功能减退症，其特点是性腺发育不良伴嗅觉减退或缺失，女性常表现为原发性闭经。其主要病因在于胚胎期促性腺激素释放激素（GnRH）神经元的发育和迁移障碍。GnRH 神经元起源于鼻部的嗅基板，正常应迁移至下丘脑以调控下丘脑 - 垂体 - 性腺轴功能，但在 KS 患者中，该迁移过程因基因突变受到干扰，导致 GnRH 分泌缺乏，从而引发青春期启动失败、性发育迟缓及不孕不育。同时，由于 GnRH 神经元迁移路径与嗅觉神经元发育密切相关，患者常伴嗅觉障碍。目前已发现包括 *ANOS1*、*FGFR1*、*FGF8*、*PROKR2* 等在内的二十余种致病基因参与其发病。

主治医师

本例患者诊断卡尔曼综合征的依据是什么？

卡尔曼综合征的诊断需结合体格检查、性激素水平、影像学检查，必要时辅以 LHRH（促黄体素释放激素）/GnRH 激发实验及基因检测。体格检查要注意评估第二性征如乳房和外生殖器发育情况，重点询问有无嗅觉异常，这是卡尔曼综合征的重要特征。激素水平显示 FSH、LH 极低，提示低促性腺激素状态。影像学检查应注意排除下丘脑－垂体异常，重点注意有无嗅球、嗅束异常。

本例患者在当地医院因 FSH、LH 极低（<0.10mIU/ml），垂体 MRI 未发现明显异常，诊断为低促性闭经。在我院就诊时追问病史发现嗅觉减退，进一步行嗅球与嗅束 MRI，结果显示右侧嗅球缺如，左侧嗅球发育不良，最终考虑为卡尔曼综合征。该病例提示，在诊断过程中应充分重视病史采集，尤其是嗅觉异常的询问。

李老师

卡尔曼综合征的治疗原则是什么？

卡尔曼综合征的治疗目标是促进第二性征发育、改善性腺功能，并根据患者需求考虑生育治疗。

对于青春期前或未发育的患者，首要任务是诱导青春期发育。初始可给予小剂量雌激素（戊酸雌二醇每日 0.5～1mg），持续 6～12 个月，然后逐步增加至每日 2mg，再维持 6～12 个月。若乳房发育良好，超声提示子宫接近成年水平，可改为雌孕激素序贯治疗，推荐雌二醇片/雌二醇地屈孕酮片（2/10），以维持周期性月经来潮。对于成年后有生育需求的女性，可采用脉冲 GnRH 治疗诱导排卵。

本例患者 17 岁，青春期未完全发育，主诉原发性闭经，因此治疗首要任务是诱导第二性征发育，促进月经来潮。初始给予雌激素治疗（戊酸雌二醇片每日 1mg）4 个月后患者出现少量阴道出血，提示子宫内膜对雌激素有反应，下一步改为雌孕激素序贯治疗维持周期性月经。

（李晓冬　郑颖　王玉净）

参考文献

［1］Wierman ME，Kiseljak-Vassiliades K，Tobet S. Gonadotropin-releasing hormone（GnRH）neuron migration：initiation，maintenance and cessation as critical steps to ensure normal reproductive function［J］. Front Neuroendocrinol，2011，32（1）：43-52.

［2］杨毅，孙振高，王晓明，等.Kallmann综合征致病基因研究进展［J］.中国性科学，2018，27（1）：54-57.

［3］Kumar Yadav R，Qi B，Wen J，et al. Kallmann syndrome：Diagnostics and management［J］. Clin Chim Acta，2025（565）：119994.

［4］Young J，Xu C，Papadakis GE，et al. Clinical management of congenital hypogonadotropic hypogonadism［J］. Endocr Rev，2019，40（2）：669-710.

病例 24　宫腔粘连

病例信息 >>

患者，女，28 岁。就诊日期：2024 年 11 月 28 日。

·**主诉：** 清宫术后月经量减少 2 年，未避孕未孕 1 年，发现宫腔粘连 1 个月。

·**现病史：** 患者平素月经规律，11 岁初潮，5/28 天，月经量中等，无痛经。LMP 2024-11-22。2 年前因孕 8 周胚胎停育在外院行清宫术，术后 48 天阴道大量出血，急诊再次行清宫术。术后月经量明显减少，每次仅少许暗褐色血液，持续 2~3 天，月经周期无改变，不伴周期性下腹痛，间断中药治疗无明显改善。1 年前再次孕 8 周胚胎停育行清宫术。术后未避孕未孕，性生活正常，男方精液正常。1 个月前外院超声提示宫腔粘连。现为进一步诊治来我院就诊。

·**既往史：** 既往体健，无特殊病史。

·**月经婚育史：** 月经史同前。$G_5P_0A_5$，2019 年、2020 年行人工流产术，2021 年稽留流产行清宫术，2022 年、2023 年孕 8 周胚胎停育行清宫术。

·**个人及家族史：** 否认家族遗传病及传染病史。

·**妇科检查：** 女性外阴，阴道通畅，宫颈光滑，子宫前位，大小正常，双侧附件区未触及异常。

·**辅助检查**

（1）阴道超声：子宫大小 5.3cm×4.5cm×3.4cm，内膜厚 0.21cm，宫腔内可见多条低回声缺损。

（2）性激素检测（月经第 2 天）：FSH 8.02mIU/ml，LH 8.34mIU/ml，E_2 59pg/ml，T 0.23ng/ml。

（3）其他检查：甲状腺功能正常。

⭐ 诊断思路

[病例特点]

患者为 28 岁育龄期女性，既往月经规律，有多次宫腔操作史；2 年前因胚胎停育行清宫术后出现月经量明显减少；性生活正常，男方精液正常，未避孕未孕 1 年；B 超提示宫腔粘连。

[鉴别诊断]

（1）子宫内膜结核：多见于有结核病史或结核接触史的患者，可能表现为月经量减少或闭经，宫腔镜下取子宫内膜进行病理检查可协助诊断。

（2）多囊卵巢综合征（PCOS）：常表现为月经稀发或闭经，雄激素水平可增高，B 超可见多囊样改变，该患者既往月经规律，B 超卵巢无多囊样改变，性激素水平正常，已排除。

🔍 初步诊断

1. 宫腔粘连？
2. 继发不孕

➕ 治疗

拟行宫腔镜下宫腔粘连分离术。

📋 后续情况

宫腔镜下可见右侧宫角处纤维状粘连带，在 B 超监测下使用冷刀进行钝性分离。建议患者 1 个月后再次行宫腔镜检查，根据情况指导备孕。

点 评

住培医师

导致宫腔粘连的常见原因有哪些?

宫腔粘连(intrauterine adhesions, IUA)是由于子宫内膜基底层受损,导致子宫腔内壁之间发生粘连。通常,反复宫腔操作如人工流产、胎盘残留等可引起子宫内膜损伤,进而导致纤维组织增生,影响子宫内膜的正常再生。宫腔粘连还可能与子宫动脉栓塞术或子宫内膜炎症等因素相关。

主治医师

宫腔粘连常用的评估方法有哪些?

宫腔粘连常用的评估方法包括月经评估、超声检查和宫腔镜检查。首先,需要结合病史同时评估月经量,月经量的评估有助于判断宫腔粘连的严重程度;另外,可通过超声检查观察宫腔整体形态、子宫内膜连续性及内膜厚度。超声表现为内膜变薄、厚薄不均、回声不均或内膜中断,宫腔内可能出现低回声粘连带,提示宫腔粘连的存在。宫腔镜检查作为宫腔粘连的金标准,能够直视宫腔内情况并进行分级,同时可进行治疗。

李老师

宫腔粘连分离术后需要注意的问题有哪些?

对于中重度宫腔粘连分离术后,通常需要进行二次宫腔镜探查,以评估内膜修复情况及是否出现再次粘连。

宫腔粘连术后，常使用雌激素促进子宫内膜的修复。常用戊酸雌二醇2~4mg口服；但需要注意，重度宫腔粘连患者在术后使用大剂量雌激素可能会增加再次粘连的风险。术后还应定期评估月经量，月经量的变化可以反映内膜的修复效果，同时对后续妊娠结局提供指导。如果月经量持续减少或出现异常，应及时检查，排除再次粘连或其他并发症。

（李晓冬　郑颖　王玉净）

参考文献

[1] Lee W.L., Liu C.H., Cheng M., et al.Focus on the primary prevention of intrauterine adhesions: Current concept and vision [J]. Int J Mol Sci, 2021, 22（10）：5175.

[2] Jan Bosteels, Steffi van Wessel, Steven Weyers, et al.Hysteroscopy for treating subfertility associated with suspected major uterine cavity abnormalities [J]. Cochrane Database Syst Rev, 2018, 12（12）：CD009461.

[3] 中华医学会妇产科学分会.宫腔粘连临床诊疗中国专家共识 [J].中华妇产科杂志, 2015, 50（12）：881-887.

病例 25 激素治疗与血栓形成

病例信息 >>

患者，女，25岁。就诊日期：2023年3月2日。

- **主诉**：发现颅内静脉窦血栓25天。

- **现病史**：2022-12-13因阴道出血20天当地给予去氧孕烯炔雌醇片治疗，每次1片，每日2次，服药共1⁺月后出现"头痛伴视物模糊"在当地查头颅CT考虑"蛛网膜下腔出血"，于2023-02-06转诊于我院神经外科住院治疗。住院期间完善相关检查，头颅核磁：左侧横窦乙状窦及颈静脉血栓，脑脊液化验基本正常，不考虑蛛网膜下腔出血。妇科超声提示子宫内膜厚2.0cm，请妇科会诊后行宫腔镜诊刮，病理为分泌期子宫内膜，间质蜕膜样变。因患者几乎无静脉窦血栓症状，遂2023-02-14于神经外科出院，现为调理月经继续就诊于我科门诊。

- **既往史**：既往体健。否认血栓病史，否认糖尿病、高血压、脑血管疾病、精神疾病史，否认食物、药物过敏史。

- **月经婚育史**：平素月经不规律，7～10/28～90天，无痛经。G_0。有生育需求。

- **个人及家族史**：父母体健，否认家族糖尿病、高血压、高脂血症、血栓及免疫性疾病史。

- **查体**：BMI 28.9kg/m²。

- **妇科检查**：女性外阴，阴道畅，宫颈光滑，子宫前位，大小正常，双附件区未及异常。

- **辅助检查**

（既往检查）

性激素六项及甲状腺功能正常。

〔神内出院前检查〕

D- 二聚体 6.43mg/L，血常规 HGB 89g/L，凝血常规正常。

〔本次检查，我院，2023-03-02〕

（1）免疫相关指标：狼疮抗凝物 SCT 0.96（0.84～1.16），dRVVT 1.41（0.8～1.2），抗核抗体 1∶320，抗心磷脂抗体、抗 β_2 糖蛋白 I 抗体、抗核抗体谱阴性。

（2）易栓相关指标：血小板聚集率及蛋白 S、蛋白 C 正常，Hcy 正常。

（3）妇科超声：内膜厚 0.54cm，均质。

诊断思路

[病例特点]

患者为 25 岁育龄期女性，既往月经不规则，服用去氧孕烯炔雌醇片止血治疗中出现"头痛伴视物模糊"，头颅核磁提示静脉窦血栓；BMI 28.9kg/m²，妇科检查无特殊；狼疮抗凝物 1 次升高，其余相关免疫、凝血指标正常，血常规提示中度贫血。

[鉴别诊断]

获得性高同型半胱氨酸血症：本病属于获得性易栓症，系因食物中缺乏同型半胱氨酸（Hcy）代谢中必需的辅助因子等原因引起，如叶酸、维生素 B_6 或维生素 B_{12}；也可引起血栓栓塞性疾病。该患者 Hcy 正常，暂不考虑。

初步诊断

1. 异常子宫出血
2. 颅内静脉窦血栓形成
3. 抗磷脂综合征?
4. 中度贫血
5. 肥胖

治 疗

（1）调整月经周期：后半周期地屈孕酮 10mg，每日 2 次，口服，共 10 天。

（2）3 个月复查抗体指标。

后续情况

1. 3 个月后复诊，期间月经规律，量正常，继续孕激素后半周期治疗调经。

2. 复查狼疮抗凝物 SCT 1.07（0.84～1.16），dRVVT 1.43（0.8～1.2），抗核抗体 1∶100；血常规正常。

3. 风湿免疫科就诊，考虑"抗磷脂综合征（APS）"，给予小剂量阿司匹林（LDA）+ 硫酸羟氯喹 0.1g，每日 2 次口服治疗，同时我科继续孕激素管理月经。

4. 再次用药 3 个月后复诊，来曲唑促排卵 2 个周期后成功妊娠，孕期加用低分子肝素抗凝治疗，孕期平顺，2024-07-13 孕 38 周剖宫产娩一足月新生儿，体重 2900g。

点 评

住培医师

本例患者静脉窦血栓形成主要原因是什么？

回顾本例患者，经评估筛查发现其本身合并 APS，属风湿免疫性疾病，血栓风险高，为 COC 应用禁忌，在此基础上使用每日 2 片、每片含 30μg 炔雌醇的药物无疑增加了其血栓风险。所以其血栓形成主要原因为 APS，在此基础上不适宜的激素治疗及欠合理的激素剂量诱发了血栓的形成。

该患者所使用的激素药物属于复方短效口服避孕药（COC）的一种，是雌孕激素复合制剂。COC 使用者 VTE（静脉血栓栓塞症）相对风险的确要高于未使用者，发生机制可能与所含合成雌激素有关，高剂量雌激素是 VTE 的相对危险因素；降低 COC 中的雌激素含量能明显降低 VTE 风险，因此建议使用低剂量 COC，即 COC 中炔雌醇含量≤35μg。

另外，COC 不能用于有使用禁忌证的患者，禁忌证之一即为风湿免疫疾病（抗磷脂抗体阳性或原因不明的 SLE），此类患者本身即可能存在血栓风险，应用 COC 会使血栓风险增加。

主治医师

本例患者为何诊断抗磷脂综合征？

抗磷脂综合征是以血栓形成和（或）病理妊娠为主要临床特征，实验室检查为持续性抗磷脂抗体阳性的一组系统性自身免疫性疾病。

APS 诊断必须同时满足至少 1 项临床标准和至少 1 项实验室标准。其中实验室标准包括：①检查狼疮抗凝物阳性；②中高滴度 IgG/IgM 型抗心磷脂抗体；③中高滴度 IgG/IgM 型抗 β_2 糖蛋白 I 抗体。以上检测均间隔≥12 周，至少 2 次。

临床标准中血管性血栓包括：任何器官或组织发生 1 次及 1 次以上的动脉、静脉或小血管血栓事件，且血栓事件必须有影像学或组织学证实。组织病理学如有血栓形成，且血栓部位的血管壁无血管炎表现。

本例患者符合 APS 中的实验室标准（间隔 12 周至少 2 次狼疮抗凝物阳性）与典型的临床标准（影像学证实的血栓事件），故诊断为 APS。

李老师

使用 COC 治疗前如何更好地评估血栓风险？

（1）用药前注意个人及家族相关病史的询问，尤其是对于肥胖、年龄 40 岁以上、吸烟，以及合并心血管疾病、风湿性疾病、神经系统疾病或相关症状的患者，应严格把握禁忌证，评估慎用情况。

（2）在病情允许的情况下，尽量选择含有效低剂量炔雌醇（20μg）的 COC，可在一定程度上规避雌激素的静脉血栓风险，提高药物安全性。

（3）合理选择 COC 的使用场景，掌握 COC 的用法，如用于该类患者 AUB 的管理时，使用方法可为 1 片 / 次，1~3 次 / 天。根据出血量、出血速度及贫血程度选择合理剂量，而不是药量越大止血越快越好。

（4）需要注意的是，COC 是妇科内分泌常用药物，对于无已知血栓高危倾向的青春期及育龄期女性，COC 是治疗 AUB 等疾病的相对安全且有效的措施，血栓形成事件是罕见事件，一旦发生，应全面综合评估，应客观分析原因，不必因偶然事件而否定 COC 在 AUB 治疗的使用与获益。

（李晓冬 付子洁）

参考文献

［1］复方口服避孕药临床应用中国专家共识专家组 . 复方口服避孕药临床应用中国专家共识［J］. 中华妇产科杂志，2015（2）：81–91.

［2］中华医学会围产医学分会 . 产科抗磷脂综合征诊断与处理专家共识［J/OL］. 中华围产医学杂志，2020，23（8）：517–522.

［3］中华医学会妇产科学分会妇科内分泌学组 . 排卵障碍性异常子宫出血诊治指南［J］. 中华妇产科杂志，2018，53（12）：801–807.

第二章

卵巢功能减退相关疾病

病例 26　血液病相关 POI（医源性）

患者，女，15 岁。就诊日期：2024 年 8 月 15 日。

· **主诉**：造血干细胞移植后半年，外阴灼痛 7 天。

· **现病史**：12 岁初潮，平素月经规则，7/30 天，月经量多，月经失血评估表（PBAC）145～160 分，7 年前发现再生障碍性贫血，曾因月经量大使用多种药物治疗。半年前于外院行"造血干细胞移植"，移植前 1^+ 年一直应用米非司酮口服治疗导致闭经。LMP 2022-08-01。术后月经一直未来潮，目前排异治疗中，7 天前出现外阴灼痛，不伴瘙痒，阴道分泌物不多。无潮热、出汗等症状。

· **既往史**：发现再生障碍性贫血 7 年，有输血史。

· **个人及家族史**：无特殊。

· **查体**：身高 165cm，体重 60kg，BMI 22.04kg/m²，眼睑、面色、指甲稍苍白，无明显瘀斑、瘀点。

· **妇科检查**：外阴发育正常，阴毛稍多，外阴黏膜菲薄，阴道口可见 2 处皲裂，分泌物不多。肛查：子宫及双侧附件（－）。

· **辅助检查**

（1）B 超：子宫大小约 3.37cm×3.01cm×2.39cm，内膜厚度 0.2cm。双卵巢未见明显卵泡回声。

（2）AMH：0.02ng/ml。

（3）性激素：FSH 76.05mIU/ml，E_2 15.10pg/ml。

（4）血常规：HGB 100g/L，PLT $101×10^9$/L。

（5）凝血功能及 D- 二聚体正常。

诊断思路

[病例特点]

本例为 15 岁青春期再生障碍性贫血患者，造血干细胞移植术后半年，移植后无月经来潮；妇科检查外阴黏膜菲薄、有皲裂；AMH 及 FSH 提示卵巢早衰可能，血常规及凝血功能提示轻度贫血；妇科超声提示内膜薄。

[鉴别诊断]

（1）AUB-O：排卵障碍可致 AUB，但月经稀发或闭经多见，该患者既往再障行造血干细胞移植病史，结合 AMH、FSH 及妇科超声，暂除外。

（2）功能性下丘脑性闭经：通常有短期内体重明显下降或压力创伤等病史，严重者消瘦、面色苍白、情绪低落。FSH、LH 水平低下或正常，雌激素水平低下或为早卵泡期水平。该患者无相关病史，且 FSH 水平升高，暂排除。

初步诊断

1. POI
2. 外阴皲裂
3. 再生障碍性贫血（造血干细胞移植术后）
4. 轻度贫血

治 疗

外阴局部应用普罗雌烯乳膏，1 个月复查。

后续情况

患者 1 个月后复诊，外阴黏膜较前增厚，皲裂消失，复查 FSH 60.01mIU/ml。诊断为"早发性卵巢功能不全（POI）"，待其排异治疗结束后，开始激素替代治疗（HRT）。

点 评

住培医师

造血干细胞移植后的女性患者发生 POI 的可能性大吗？

造血干细胞移植（hematopoietic stem cell transplantation，HSCT）是通过大剂量放化疗清除患者异常细胞（如白血病、淋巴瘤），并输注自体或异体干细胞（骨髓/外周血/脐带血）重建正常造血免疫系统，使之重建正常的造血和免疫功能，从而根治多种造血及非造血系统良恶性疾病的重要方法。HSCT 的具体过程包括清髓性或非清髓性预处理、造血干细胞输注、植活及造血重建。大剂量的放化疗药物会对卵巢功能造成损害，育龄期女性 HSCT 患者接受清髓性化疗后 POI 的发生率接近 100%，受孕率 < 1%。青春期前的女性 HSCT 患者白消安化疗和全身放疗后自发性青春期发动及自发性月经的比例仅为 40%～60%。所以 HSCT 后的女性患者，发生 POI 的可能性是较大的。

本例患者外阴黏膜皲裂是什么原因？

本例患者外阴皲裂的原因有两种可能性。

（1）持续雌激素低下所致：该患者 HSCT 后发生 POI，卵巢功能低下导致雌激素波动性下降，持续雌激素水平低下可致外阴阴道萎缩，可出现外阴黏膜菲薄及皲裂，可局部使用雌激素制剂如普罗雌烯乳膏缓解症状。

（2）生殖器移植物抗宿主病（graft-versus-host disease，GVHD）：GVHD 是异基因造血干细胞移植后常见的并发症，由供体 T 淋巴细胞攻击受者同种异型抗原所致。急性 GVHD 主要累及皮肤、肝脏和胃肠道；重度及慢性 GVHD 可累及女性卵巢和生殖道，表现为外阴及阴道黏膜扁平或硬化性苔藓，黏膜糜烂、溃疡等。部分临床表现与雌激素缺乏所引起的泌尿生殖系统症状有所重叠，包括外阴阴道干涩、瘙痒、灼烧感、疼痛、排尿困难、性交困难和出血等，但患者常同时伴有其他器官系统 GVHD 的表现。该患者术后半年出现外阴皲裂伴灼痛，无外阴扁平苔藓样、尿道挛缩等表现，不合并身体其他部位如皮肤、口腔扁平苔藓样变等 GVHD 症状，生殖器 GVHD 的可能性不大，但不除外。可应用外用雌激素、外用中药及生物制剂改善症状。

该患者目前仍处在排异治疗中，外阴皲裂不除外低雌激素或 GVHD 所致，应用局部雌激素可缓解症状，密切随诊。

主治医师

HSCT 后 POI 患者开始 HRT 的时机是什么？

HSCT 将通过大剂量放化疗方案对患者进行预处理，术后 POI 发生率较高，患者可出现闭经、潮热盗汗等低雌症状，泌尿生殖系统症状以及远期并发症，对其生活质量带来不利影响甚至缩短寿命。因此选择适当的时机开始 HRT 较为重要，且 HRT 不增加原发血液病复发的风险。

一般在移植后 6 个月进行卵巢功能的评估，若确诊 POI 则应在满足以下条件后尽早开始 HRT：原发病病情稳定、无禁忌证、评估慎用情况安全。在 HRT 期间出现原发疾病复发迹象需要治疗时，应暂停 HRT，以避免干扰原发疾病治疗及撤退性出血的发生。若为青春期前即发生 POI 者，青春期诱导从 12~13 岁开始，先给予小剂量雌激素口服，根据骨龄和身高变化，当达到理想身高时，转为标准剂量雌孕激素序贯治疗。

长期接受 HRT 的患者应在每半年常规进行血液科复诊的基础上，每年进行个体化药量调整及利弊评估。

李老师

如何在 HSCT 前进行卵巢功能的保护？

HSCT 前的预处理会对卵巢产生损伤，导致卵巢功能严重衰退，育龄期女性 HSCT 预处理后发生 POI 的概率为 100%。HSCT 前进行个体化卵巢功能保护及生育力评估咨询有重要意义。临床医师对拟行 HSCT 的女性患者，应在预处理前履行卵巢功能评估［AMH、窦卵泡计数（AFC）、性激素检测］及生育力保护建议（卵巢组织/卵母细胞冻存）的临床义务，并通过多学科协作制定个体化方案。

目前已应用于临床的卵巢功能保护措施包括胚胎冻存、成熟或未成熟卵母细胞冻存、卵巢组织冻存及 GnRH-a 等药物暂时性抑制卵泡发育。目前尚未证实在 HSCT 前使用 GnRH-a 对卵巢是否有明确的保护作用。胚胎冻存和卵母细胞冻存适用于已婚育龄期女性，且均需要超促排卵，可能推迟 HSCT 原发疾病的治疗。对于青春期及青春期前的、无性伴侣的患者，卵巢组织冻存是保护卵巢功能的唯一途径。

卵巢组织冻存与移植技术是在性腺毒性治疗前通过手术将部分卵巢组织取出冻存，待患者原发病治疗结束，临床缓解，体内存留的卵巢功能已衰退，经多学科会诊评估可以移植时，再将冻存的卵巢组织复苏移植回体内，以恢复患者卵巢功能与生育能力。2021 年阮祥燕团队实现我国冻存卵巢组织自体移植后首例活产。但白血病等恶性血液病患者进行卵巢组织冻存再植是否有引起原发疾病复发的风险尚存争议，需要更多的研究来评估其安全性。

本例患者行 HSCT 前医生也曾与其探讨卵巢生育力保护，但由于患方经济条件等问题未行卵巢冻存。

（李晓冬　郝珈蓓　马庆亚）

参考文献

［1］中华医学会妇产科学分会绝经学组与造血干细胞移植患者的妇产科管理专家共识专家组.造血干细胞移植患者的妇产科管理专家共识［J］.中华妇产科杂志，2022（6）：401-406.

［2］Joshi S，Savani BN，Chow EJ，et al.Clinical guide to fertility preservation in hematopoietic cell transplant recipients［J］.Bone Marrow Transplant，2014，49（4）：477-484.

［3］B Frey Tirri，P Häusermann，H Bertz，et al.Clinical guidelines for gynecologic care after hematopoietic SCT. Report from the international consensus project on clinical practice in chronic GVHD［J］.BONE MARROW TRANSPL，2015，50（1）：3-9.

［4］A Vatanen，M Wilhelmsson，B Borgström，et al.Ovarian function after allogeneic hematopoietic stem cell transplantation in childhood and adolescence［J］.Eur J Endocrinol，2013，170（2）：211-218.

［5］中华医学会妇产科学分会绝经学组.早发性卵巢功能不全的临床诊疗专家共识（2023版）［J］.中华妇产科杂志，2023，58（10）：721-728.

［6］中华医学会血液学分会干细胞应用学组.慢性移植物抗宿主病诊断与治疗中国专家共识（2024年版）［J］.中华血液学杂志，2024（8）：713-726.

［7］中国人体健康科技促进会生育力保护与保存专业委员会与国际妇科内分泌学会中国妇科内分泌学分会.造血干细胞移植女童患者生育力保护中国专家共识［J］.中国临床医生杂志，2022，50（9）：1027-1032.

病例 27　自身免疫性疾病性 POI（医源性）

患者，女，38 岁。就诊日期：2024 年 9 月 26 日。

- **主诉**：系统性红斑狼疮 7 年，闭经 3 年。

- **现病史**：7 年前于外院诊断为系统性红斑狼疮，口服"环磷酰胺"治疗，病情稳定后改用"吗替麦考酚酯、羟氯喹、甲泼尼龙"口服至今。服药前月经规律，3 年前出现闭经，就诊于当地查激素：FSH 94.89mIU/ml、LH 58.84mIU/ml、E_2 13.50pg/ml，间断口服中药半年，未转经。半个月前出现阴道干涩、失眠等症状，于当地查激素示 FSH 78.48mIU/ml、LH 32.66mIU/ml、E_2 23.01pg/ml。现患者为求进一步治疗，就诊我院。

- **既往史**：系统性红斑狼疮病史 7 年，目前风湿免疫科评估其 SLE 病情稳定。否认糖尿病、脑血管疾病、血栓、精神疾病病史。

- **月经婚育史**：13 岁初潮，平素月经规则，7/35 天，量中，无痛经，LMP 2020 年（具体不详）。已婚。$G_3P_1A_2$，15 年前顺产 1 次，7 年前及 5 年前各人流 1 次。

- **个人及家族史**：否认家族"系统性红斑狼疮"等免疫性疾病病史，否认血栓史及乳腺癌家族史。

- **查体**：身高 158cm，体重 61kg，BMI 24.4kg/m²。

- **妇科检查**：女性外阴，阴道黏膜菲薄，阴道分泌物不多，宫颈光滑，子宫前位，大小正常，双侧附件区未触及异常。

- **辅助检查**（我院，2024-09-26）

（1）妇科超声：内膜厚度 0.4cm，均质，双卵巢小。

（2）骨密度：腰椎 Z 评分 -1.3；左髋 Z 评分 0.6。

（3）血脂、血糖、肝功能、肾功能及甲状腺功能未见异常。

（4）心电图、乳腺超声未见异常。

（5）改良 Kupperman 评分 7 分。

💡 诊断思路

［**病例特点**］

患者为 38 岁育龄期女性，因系统性红斑狼疮服用免疫抑制剂治疗 4 年后出现闭经；近期出现阴道干涩、失眠等围绝经期症状；妇科检查见阴道黏膜菲薄，超声示双卵巢小；FSH 提示 POI。

［**鉴别诊断**］

（1）宫腔粘连：此为人工流产后发生闭经的主要病因，与反复宫腔操作、搔刮过度、负压过高等原因损伤子宫内膜有关。该患者曾行 2 次清宫术，但宫腔操作于闭经前 2～4 年，术后月经周期及经量正常，暂排除。

（2）下丘脑性闭经：表现为闭经，但 FSH 和 LH 水平一般较低或正常，可由精神紧张、过度节食等引起，结合病史及 FSH 和 LH 水平升高可鉴别。

🔍 初步诊断

1. POI
2. 系统性红斑狼疮

🗂 治 疗

（1）口服替勃龙 1.25mg，每日 1 次，进行激素替代治疗，一个月复诊。

（2）补钙。

（3）SLE 继续专科治疗。

后续情况

患者 2⁺ 个月后复诊，阴道干涩及失眠等症状改善，继续应用替勃龙，定期复查。

点 评

住培医师

系统性红斑狼疮患者为什么会发生 POI？

系统性红斑狼疮（SLE）是以自身免疫性炎症为突出表现的典型的弥漫性结缔组织病，发病机制复杂，目前尚未完全阐明。主要临床特征为血清中出现以抗核抗体为代表的多种自身抗体，多器官和系统受累。好发于育龄期女性，女性发病年龄多为 15～40 岁。

本例患者发生 POI 的原因可能有两方面，一方面，SLE 是自身免疫性疾病，自身免疫功能异常本身即可引起卵巢功能损伤，且 POI 患者中 4%～30% 合并自身免疫性疾病；另一方面，患者使用免疫抑制剂环磷酰胺治疗，其为高性腺毒性药物，也会对卵巢功能造成损伤。

主治医师

本例患者为何进行 HRT？何时停止？

POI 本身就是 HRT 的适应证。POI 患者过早处于低雌激素状态，除月经改变及低雌激素相关症状外，远期心血管疾病及骨质疏松等风险也会增加。此外，SLE 患者由于自身免疫破坏及长期使用糖皮质激素，更易于发生骨质疏松和骨折，相当于雪上加霜。因此一旦诊断 POI，应在评估无禁忌证后尽早开始 HRT。

如无禁忌，POI 患者行 HRT 应持续至平均自然绝经年龄（50 岁左右），之后参考绝经后的 MHT（绝经激素治疗）方案。

李老师

SLE 合并 POI 患者在 HRT 方案选择中有什么注意事项？

对于 POI 患者应用 HRT 不仅可有效缓解低雌激素相关症状，还能在一定程度上预防远期慢性疾病如骨质疏松的发生。需要注意的是，本例患者合并 SLE，此类患者易较早出现动脉粥样硬化，静脉血栓风险较高，对于病情稳定或处于静止期者，首选经皮雌激素，其没有肝脏首过效应，可减低血栓风险，但患者因客观条件限制无法获取。与口服雌、孕激素相比，替勃龙不增加静脉血栓栓塞风险，但动脉血栓风险增加，评估该患者既往无心脑血管疾病，交代风险 - 获益比后，患者自觉低雌相关症状严重影响生活质量，要求用药，嘱其每 3 个月复查，期间严密监测血栓相关指标。综上所述，该患者风湿免疫科评估其 SLE 病情稳定，有 HRT 适应证，无禁忌证，选择替勃龙进行 HRT。

总之，对 SLE 患者应用外源性雌激素应个性化治疗，注意权衡治疗获益及疾病活动、血栓风险，加强随访。

（李晓冬　郝珈蓓　马庆亚）

参考文献

［1］沈南，赵毅，段利华，等.系统性红斑狼疮诊疗规范［J］.中华内科杂志，2023，62（7）：775-784.

［2］中华医学会妇产科学分会绝经学组.早发性卵巢功能不全的临床诊疗专家共识（2023版）［J］.中华妇产科杂志，2023，58（10）：721-728.

［3］Ozgur Oktem，Yılmaz Guzel，Senai Aksoy，et al.Ovarian function and reproductive outcomes of female patients with systemic lupus erythematosus and the strategies to preserve their fertility［J］.Obstet Gynecol Surv，2015，70（3）：196-210.

［4］中华医学会妇产科学分会绝经学组.中国绝经管理与绝经激素治疗指南2023版［J］.中华妇产科杂志，2023，58（1）：4-21.

［5］Johansson Therese，Karlsson Torgny，Bliuc Dana，et al.Contemporary menopausal hormone therapy and risk of cardiovascular disease：Swedish nationwide register based emulated target trial［J］.BMJ（Clinical research ed.），2024（387）：e078784.

病例 28　特纳综合征

患者，女，18 岁。就诊日期：2023 年 8 月 24 日。

·**主诉**：自幼身材矮小，无月经来潮及周期性下腹痛。

·**现病史**：患者于数年前开始出现生长缓慢，逐渐矮于同龄儿童，年生长速率不详，一直未予诊治。5 年前身高 140cm，于外院查 GH（生长激素）激发实验示 GH 峰值＞10ng/ml（具体不详）。染色体示 45,XO，诊断为"特纳综合征"，予生长激素治疗 3 年，身高增长至 148cm。3 年前因"无月经来潮"就诊于外院，乳房未发育，予戊酸雌二醇片 0.5mg，每日 1 次，口服，未规律复查，间断服药至今。现身高 151cm，无月经来潮，无周期性下腹痛，平素无多饮多尿、视力下降等。智力尚可，饮食欠佳，睡眠运动正常，为进一步治疗就诊于我院。

·**既往史**：母亲怀孕期间未规律产检，足月顺产，出生身长不详，出生体重 2500 g，否认出生窒息及难产史。否认免疫性疾病史，否认糖尿病史，否认精神疾病史，否认输血史。

·**月经婚育史**：月经未来潮。

·**个人及家族史**：母亲 50 岁，已绝经，既往月经规律；姐姐 24 岁，月经规律。余无特殊。

·**查体**：身高 151cm，体重 44kg，BMI 19.3kg/m²，血压 124/74mmHg，视力、听力及嗅觉未见明显异常，乳房发育 Tanner Ⅳ期，颈蹼、盾状胸、下颌小、指趾弯曲，智力正常。

·**妇科检查**：幼女外阴，阴毛稀疏，Tanner Ⅲ期。肛查：子宫小，活动度可，双侧附件（－）。

·**辅助检查**
（外院，2018 年）
染色体：45,XO。

（ 我院，2023-08-24 ）

（1）B超：子宫大小约 1.73cm × 1.72cm × 1.17cm，内膜厚度 0.27cm，左卵巢大小约 1.12cm × 0.66cm × 0.62cm，右卵巢大小约 1.53cm × 0.68cm × 0.8cm。

（2）性激素六项：FSH 104.76mIU/ml，LH 29.92mIU/ml，PRL 7.54ng/ml，E_2 8.00pg/ml，P 0.10ng/ml，T 0.27ng/ml。

（3）AMH：0.01ng/ml。

（4）骨密度：腰椎整体 Z 值 –3.0，左髋关节整体 Z 值 –3.0。

（5）25- 羟维生素 D：7.0ng/ml。

（6）心脏彩超：二尖瓣、三尖瓣轻度关闭不全，左心室内带状强回声（2mm）。

（7）甲状腺功能正常，血常规、血糖、血脂、肝功、肾功、乳腺超声、心电图均正常。

诊断思路

[病例特点]

患者为 18 岁女性，自幼身材矮小，原发性闭经；查体有颈蹼、盾状胸等特纳综合征体征，妇科检查外生殖器发育迟缓；性激素为高促性腺激素的表现，染色体核型提示特纳综合征，妇科超声提示子宫及卵巢小；骨密度提示骨量低下。

[鉴别诊断]

（1）低促性腺激素性性腺功能减退症：低促性腺激素性性腺功能减退症是原发性闭经中常见的一种类型，也表现为第二性征不发育或部分发育，FSH 与 LH 水平明显低于正常。本患者染色体提示 45,XO，FSH 与 LH 均升高，为高促性腺激素性性腺功能减退症的特纳综合征。

（2）努南综合征：是一种基因突变引起的遗传综合征，染色体核型正常（46,XX），也可表现为特殊面容、身材矮小、智力障碍、先天性心脏病、骨量低下等，但努南综合征为常染色体显性遗传，一级亲属常患此病；而特纳综合征多为散发病例，无家族史，绝大多数智力正常和性腺发育不全，染色体核型异常。

（3）46,XX 型单纯性性腺发育不全：是一种罕见的遗传性疾病，发病机制可能与调控卵巢发育的重要基因功能突变有关，患者通常表现为女性表型，卵巢发育不全或缺如，也可表现为闭经及促性腺激素水平升高，染色体核型为 46,XX。该患者染色体为 45,XO，暂除外。

初步诊断

1. 特纳综合征
2. 原发性闭经
3. 卵巢早衰
4. 骨量低下

治 疗

（1）药物调整月经周期，长期管理［HRT 方案：雌二醇片 / 雌二醇地屈孕酮片（2/10）每日 1 片，口服］。

（2）增强锻炼，补充钙剂及维生素 D，定期复查。

后续情况

给予雌二醇片 / 雌二醇地屈孕酮片（2/10）治疗 1 个月后月经来潮。嘱服药 3 个月、6 个月于我院复查。3 个月后复查 25– 羟维生素 D 12.01ng/ml，6 个月后复查经直肠彩超提示子宫体前位，大小约 2.47cm×2.35cm×1.87cm，子宫内膜厚度约 0.33cm，双卵巢显示不清。后口服雌二醇片 / 雌二醇地屈孕酮片（2/10）至今，自月经来潮至今月经规律。嘱患者服药后每年系统复查 1 次，例如骨密度、肝功能等。

点 评

住培医师

什么是特纳综合征?

特纳综合征(Turner syndrome,TS)又称先天性卵巢发育不全综合征,属于性发育异常疾病,此类患者一条 X 染色体完整,另一条性染色体完全或部分缺失,或者发生结构异常,是最常见的染色体疾病之一,也是人类唯一能生存的单体综合征,其发病率在活产女婴中约为 1/4000～1/2500。

不同染色体核型在 TS 患者中所占比例不同,临床表现也不尽相同。TS 的染色体核型约半数为 X 单体型(45,XO),临床表现较为典型;20%～30% 为嵌合型(45,XO/46,XX),临床表现相对于 X 单体型可能较轻,取决于正常 X 染色体的比例;此外,还有 20%～30% 为一条 X 染色体结构异常,临床表现与 X 单体型相似,但可能因缺失的基因不同而有所差异。本例患者为 45,XO,即 X 单体型,具有典型临床表现,例如颈蹼、盾状胸、下颌小、指趾弯曲、身材矮小以及性腺发育不良等。

对于 TS 的患者,常做哪些辅助检查?

诊断特纳综合征的金标准为外周血染色体核型分析。确诊特纳综合征后,由于其并发症涉及多系统,需进一步完善辅助检查综合评估患者情况。临床上常做下列辅助检查。

(1)生殖系统检查:TS 患者常伴有原发性性腺发育不良,甚至发生卵巢早衰,指南建议 11 岁青春期开始前监测 FSH、LH、E_2(雌二醇)评估有无自发性性发育的可能性,定期行子宫及双附件超声。

(2)心血管系统检查:TS 患者常合并心血管畸形,常规使用超声心动图筛查先天性畸形,必要时行心脏 MRI;同时定期监测血压,必要时行动态血压监测。

(3)泌尿系统检查:30%～40% 的 TS 患者存在先天性泌尿系统畸形,可通过泌尿系超声筛查先天畸形。

（4）甲状腺功能检查：TS患者常合并自身免疫性甲状腺炎，故每年需查甲状腺功能及甲状腺过氧化物酶抗体（TPOAb）、甲状腺球蛋白抗体（TgAb）。

（5）骨密度检查：由于雌激素缺乏等原因，TS患者骨量减少较为常见，骨折风险高于同龄人，常规行骨密度测定及血清25-羟维生素D水平测定。

（6）一般检查：肝、肾功能，空腹血糖，糖化血红蛋白，血脂。

根据指南建议，以上为临床上针对特纳综合征患者常做的辅助检查，治疗过程中，需根据患者实际情况进行个体化处理。

主治医师

本例患者目前为何采用雌孕激素序贯治疗方案？

TS患者常伴有原发性性腺发育不良，导致性激素缺乏，故应对其进行性激素替代治疗，诱导性发育，维持第二性征。此外，激素替代治疗还可提高患者骨密度，以及提高患者生存质量，降低并发症的发病率。

激素替代治疗方案需模拟正常的青春期发育规律。开始一般为小剂量（成人生理剂量的1/8~1/4），每6个月增加1次剂量，2~3年后逐步达到成人生理剂量。推荐开始雌激素治疗2年后或有突破性出血发生时，考虑加用孕激素，即雌孕激素序贯治疗，模拟自然周期。若开始治疗时年龄接近于成年，剂量增加的过程可适当缩短。

本例患者就诊较晚，15岁时外院给予戊酸雌二醇片0.5mg/d，间断服药近3年，现乳房发育Tanner IV期，故采用雌孕激素序贯治疗。该患者服用雌孕激素序贯药物后，一个月即出现月经初潮，此后规律用药及来月经。在治疗过程中需注意监测生长发育和乳腺、外阴、子宫的情况，监测血压、肝功能、血脂及凝血功能等。

李老师

为何要重视特纳综合征患者的骨健康？

TS 患者骨量低下及骨质疏松的风险较高、危害较大，因此需重视特纳综合征患者的骨健康。

（1）雌激素缺乏：雌激素可抑制骨重建、维持骨形成和减少骨吸收，是骨代谢的关键激素，雌激素缺乏将导致骨吸收增加、骨形成减少和骨转换加速，从而导致骨量和强度的净丢失。TS 患者卵巢功能不全，雌激素水平低下，导致骨量丢失。

（2）高水平 FSH：FSH 可通过直接和间接作用，促进破骨细胞生成，加快骨吸收。有研究表明，围绝经期血清 E_2 每减半、FSH 每增加 1 倍，腰椎骨密度下降风险分别增加 10% 和 39%，股骨颈骨密度下降风险分别增加 12% 和 27%。TS 患者卵巢功能不全，FSH 常高于正常水平，促进骨吸收。

（3）X 染色体异常：SHOX 基因位于 X 染色体的伪常染色体区域，对骨骼的生长和发展起着重要作用。在 TS 患者中，由于 X 染色体的部分或完全丢失，包括 SHOX 基因在内的一些重要基因可能受到影响，导致骨骼发育异常，进而引起骨量低下。

（4）未达峰值骨量：骨量在青春期迅速增加，一般在 30~35 岁达到一生中所获得的最高骨量，称为峰值骨量（PBM），此后骨质开始丢失。TS 患者性腺发育不良，雌激素缺乏一般出现在骨量积累阶段，骨量尚未达峰，且其雌激素缺乏的持续时间要比正常绝经的女性长，更容易导致骨量低下及骨质疏松。

根据国际绝经学会 2020 年发布的《早发性卵巢功能不全白皮书》，T 评分 < –2.5 可诊断为骨质疏松症，Z 评分 < –2 可诊断为骨量低下。由于 TS 患者骨量低下，骨折发生率也明显高于同龄人，因此重视特纳综合征患者骨健康有重要意义。临床上一般通过测定腰椎及左髋关节的骨密度监测骨量。

（李晓冬　郝珈蓓　马庆亚）

参考文献

［1］Claus H Gravholt，Niels H Andersen，Gerard S Conway，et al.Clinical practice guidelines for the care of girls and women with Turner syndrome：proceedings from the 2016 Cincinnati International Turner Syndrome Meeting［J］. Eur J Endocrinol，2017，177（3）：G1-G70.

［2］秦爽，罗颂平，鞠蕊 .特纳综合征中国专家共识（2022 年版）［J］.中国实用妇科与产科杂志，2022，38（4）：424-433.

［3］Carolyn A Bondy. Care of girls and women with Turner syndrome：a guideline of the Turner Syndrome Study Group［J］.J Clin Endocrinol Metab，2007，92（1）：10-25.

［4］朱岷 .Turner 综合征的卵巢功能评估和激素替代治疗［J］.中国实用儿科杂志，2021，36（8）：613-616.

［5］曹媛，史惠蓉 .早发性卵巢功能不全的长期健康管理［J］.中国实用妇科与产科杂志，2023，39（9）：918-922.

［6］王倩，刘亚平 .卵泡刺激素对骨代谢作用的研究进展［J］.国际内分泌代谢杂志，2023，43（4）：305-308+316.

［7］Marahleh A，Kitaura H，Ohori F，et al. TNF-α directly enhances osteocyte RANKL expression and promotes osteoclast formation［J］. Front Immunol，2019（10）：2925.

［8］Iqbal J，Sun L，Kumar TR，et al. Follicle-stimulating hormone stimulates TNF production from immune cells to enhance osteoblast and osteoclast formation［J］. Proc Natl Acad Sci USA，2006，103（40）：14925-14930.

［9］Qian H，Jia J，Yang Y，et al. A follicle-stimulating hormone exacerbates the progression of periapical inflammation through modulating the cytokine release in periodontal tissue［J］. Inflammation，2020，43（4）：1572-1585.

［10］Gravholt Claus H，Andersen Niels H，Christin-Maitre Sophie，et al.Clinical practice guidelines for the care of girls and women with Turner syndrome［J］.EUROPEAN JOURNAL OF ENDOCRINOLOGY，2024，190（6）：G53-G151.

［11］Panay N，Anderson R A，Nappi R E，et al.Premature ovarian insufficiency：an International Menopause Society White Paper［J］.CLIMACTERIC，2020，23（5）：426-446.

病例 29　卵巢巧囊剥除术后 POI（医源性）

患者，女，35 岁。就诊日期：2024 年 4 月 22 日。

· 主诉： 双侧卵巢巧囊剥除术后 1 年，伴月经稀发。

· 现病史： 患者平素月经规则，5～7/25～28 天，量中，痛经，VAS 评分 3 分，2 年前痛经逐渐加重至 VAS 评分 8 分，1 年前外院超声示双侧卵巢巧克力囊肿（右侧直径 6cm，左侧直径 4cm），行腹腔镜下双侧巧囊剥除术，术后予 GnRH-a 注射 3 次，停药后月经周期 7/30～90 天，量中，无痛经。LMP 2024-01-09。1 个月前患者就诊于外院查 FSH 70.81mIU/ml，嘱其 1 个月后复查。现患者为求进一步诊治，就诊于我院。

· 既往史： 既往体健。否认自身免疫性疾病史，否认"腮腺炎"等感染史，否认糖尿病、脑血管疾病、精神疾病史。

· 月经婚育史： 已婚。G_1P_1，3 年前顺产一次。

· 个人及家族史： 父母体健。母亲既往月经规律，48 岁绝经，余无特殊。

· 查体： 身高 159cm，体重 53kg，BMI 20.1kg/m^2。

· 妇科检查： 女性外阴，阴道通畅，宫颈光滑，子宫前位，大小正常，双侧附件区未触及异常。

· 辅助检查（我院，2024-04-22）

（1）性激素：FSH 64.98mIU/ml，LH 48.32mIU/ml，E_2 32.50pg/ml。

（2）AMH：0.01ng/ml。

（3）妇科超声：子宫内膜厚 0.22cm，左卵巢未显示，右卵巢小。

·ᢉ᠌᠊ 诊断思路

［病例特点］

患者为 35 岁育龄期女性，平素月经规律，双侧卵巢巧囊剥除术后 1 年，伴月经稀发；查体及妇科检查无特殊；FSH 及 AMH 提示 POI。

［鉴别诊断］

（1）卵巢抵抗综合征（ROS）：卵巢大小正常，但对内源性或外源性 Gn（促性腺激素）刺激无反应，又称为卵巢不敏感综合征，也可表现为闭经及内源性促性腺激素水平升高，但其 AMH 水平正常。该患者 AMH 降低，超声示卵巢小，暂排除。

（2）多囊卵巢综合征（PCOS）：也可表现为月经稀发，但可伴雄激素水平增高及胰岛素抵抗，超声检查可有卵巢增大、卵巢多囊样改变。该患者 FSH 升高，超声示卵巢较小，且无高雄激素血症及高雄体征，暂排除。

初步诊断

1. POI
2. 卵巢子宫内膜异位囊肿（双侧，术后）

⊕ 治 疗

（1）完善肝肾功能、血糖、血脂、骨密度、乳腺超声等系统检查，评估全身健康状况。

（2）雌二醇片/雌二醇地屈孕酮片（2/10）每日 1 片，口服。

（3）补钙。

后续情况

服药 1 个月后月经来潮，嘱继续规律用药。检查骨密度示骨量低下，余未见异常。鼓励合理饮食，选择含钙量高的食物，保持适当的户外活动和日照，合理摄入钙和维生素 D，定期随访复诊。

点 评

住培医师

什么是早发性卵巢功能不全（POI）？

POI 指女性在 40 岁之前，由于卵巢功能衰退而出现闭经、促性腺激素水平升高（FSH > 25mIU/ml）和雌激素水平降低等内分泌异常及一系列相关症状。

从病因来看，遗传因素（如染色体异常、基因突变）、自身免疫性疾病（如自身免疫性甲状腺炎）、医源性因素（手术、放疗、化疗损伤卵巢功能）、环境因素（长期接触有害物质）及不良生活方式（长期熬夜、过度节食等）都可能引起 POI，但多数病因不明，归为特发性 POI。

POI 患者主要表现为月经异常及生育功能下降，如经量减少、月经稀发，甚至闭经；还可出现低雌激素症状，并增加心血管疾病、骨质疏松等远期健康风险。

主治医师

本例患者发生 POI 的原因是什么？如何进行 HRT 治疗？

本例患者术前月经规律，术后出现 POI，因此考虑为双侧卵巢巧囊剥除术相关的医源性 POI。究其原因，首先，卵巢子宫内膜异位囊肿本身就会影响卵巢功能，该患者在外院行巧囊剥除术前并未对卵巢功能进行评估；此外，巧囊剥除术在囊肿剥离的过程中，也会不可避免地损伤正常卵巢组织，且该患者为双侧巧囊剥除，与单侧手术相比，接受双侧巧囊剥除术的女性卵巢储备损伤更严重。

本患者为双侧巧囊剥除术后的 POI，给予 HRT。患者为年轻女性，有来月经意愿，故给予雌孕激素序贯治疗。但从子宫内膜异位症的角度，雌孕激素序贯治疗有导致复发的风险，用药后要注意随访，必要时改用雌孕联合方案。

李老师

卵巢巧囊剥除术中如何保护卵巢功能？

卵巢巧囊剥除术在卵巢上操作，对卵巢功能会有一定的影响。术中要注意操作技巧，最大限度地保护卵巢功能。术中注意事项包括：①尽量减少能量器械的使用；②巧囊剥除过程中，要注意巧囊和正常卵巢组织的界限，尽量彻底剔除囊肿、多保留正常卵巢组织，巧囊囊壁剥除可以采用水分离等方法；③减少对卵巢组织的牵拉；④减少剥除过程中囊肿破裂后囊液对手术野的污染。

（李晓冬　郝珈蓓　马庆亚）

参考文献

［1］中华医学会妇产科学分会绝经学组.早发性卵巢功能不全的临床诊疗专家共识（2023 版）［J］.中华妇产科杂志，2023，58（10）：721-728.

［2］Ludovico Muzii，Antonella Bianchi，Clara Crocè，et al.Laparoscopic excision of ovarian cysts：is the stripping technique a tissue-sparing procedure ？ ［J］.Fertil Steril，2002，77（3）：609-614.

［3］Busacca M.，Riparini J.，Somigliana E.，et al. Postsurgical ovarian failure after laparoscopic excision of bilateral endometriomas［J］.Am J Obstet Gynecol，2006，195（2）：421-425.

［4］Coccia M.E.，Rizzello F.，Mariani G.，et al. Ovarian surgery for bilateral endometriomas influences age at menopause［J］.Hum. Reprod，2011（26）：3000-3007.

［5］Kasapoglu I.，Ata B.，Uyaniklar O.，et al. Endometrioma-related reduction in ovarian reserve（ERROR）：A prospective longitudinal study［J］.Fertil Steril 2018（110）：122-127.

［6］陆安伟，周莉，殷米诺.腹腔镜卵巢子宫内膜异位囊肿剔除术质量控制［J］.中国实用妇科与产科杂志，2022，38（1）：44-47.

病例 30　围绝经期综合征

患者，女，49 岁。就诊日期：2024 年 3 月 20 日。

· **主诉**：月经不规则 1 年，潮热出汗、睡眠差 5 个月。

· **现病史**：1 年前出现月经不规则，7～15 天 /1～3 个月，经量中等。近 5 个月出现潮热出汗，4～5 次 / 天，伴睡眠差，入睡困难，易醒，情绪烦躁、易怒。就诊于当地医院，予口服地屈孕酮后半周期治疗 3 个月，用药期间月经规律，LMP 2024-01-28，潮热、出汗等症状有改善。现停药 2 个月，无月经来潮，自测尿 HCG 阴性。近半个月再次出现潮热、出汗、易怒等症状，3～4 次 / 天，同时伴有手关节疼痛，晨起明显。

· **月经婚育史**：初潮 12 岁，既往月经规律，6/28～30 天，量中，无痛经。$G_2P_1A_1$，剖宫产 1 次，人工流产术 1 次。

· **个人及家族史**：子宫肌瘤病史 5 年，定期体检无明显变化。否认乳腺癌、血栓等病史，无吸烟史，否认药物过敏史。家族史无特殊。

· **查体**：身高 164cm，体重 62kg，BMI 23.0kg/m^2。

· **妇科检查**：女性外阴，阴道通畅，宫颈光滑，子宫后位，稍大，质中，活动度可，无压痛，双侧附件无压痛。

· **辅助检查**

（外院，2023-11-02）

（1）血常规、肝功、肾功、血脂、血糖、甲状腺功能无异常。

（2）性激素：FSH 34.8mIU/ml，E_2 78.29pg/ml，P 0.8ng/ml。

（我院，2024-03-20）

（1）妇科超声：子宫大小 6.0cm×6.2cm×4.6cm，子宫内膜厚 0.4cm。肌层回声不均，前壁外凸低回声结节，大小约 2.8cm×2.6cm×1.6cm，提示子宫肌瘤。

（2）乳腺超声：BI-RADS 2 级；腹部超声：未见异常。

（3）骨密度：骨量低下。

（4）改良 K 评分：32 分。

诊断思路

［病例特点］

患者为 49 岁围绝经期女性，月经不规则 1 年，伴潮热、出汗等更年期症状；性激素提示 FSH 明显升高，超声提示子宫肌瘤，余无特殊。

［鉴别诊断］

神经官能症：也称功能性神经症或躯体化障碍，是一种心理疾病，其特征是身体出现疼痛、疲劳、消化不良、头痛等，症状可涉及各个身体系统，包括运动、感觉、视觉和认知功能。围绝经期综合征女性也会出现类似症状，通过激素水平检测可以进行鉴别。

初步诊断

1. 围绝经期综合征
2. AUB-O（绝经过渡期）
3. 子宫肌瘤

治 疗

雌二醇片 / 雌二醇地屈孕酮片（1/10）每日 1 片，连续服用。

后续情况

用药 1 个月及 3 个月复诊，用药期间月经规律来潮，潮热、出汗等症状改善，用药 3 个月时改良 K 评分 16 分。定期复诊，根据症状、需求及评估结果必要时调整用药。

点 评

住培医师

什么是围绝经期综合征？为什么要进行绝经激素治疗？

围绝经期综合征是女性在绝经前后因卵巢功能衰退、雌激素波动性下降和缺乏引发的一系列躯体及精神心理症状，表现为月经紊乱、潮热出汗、睡眠障碍、情绪变化及全身肌肉关节痛等。

绝经期女性进行绝经激素治疗（MHT）的核心目的是通过外源性补充雌激素，系统性纠正因卵巢功能衰竭导致的全身性激素失衡状态，从而缓解近期症状，预防远期并发症，并改善生活质量。目前的证据表明，MHT是唯一能够一揽子解决围绝经期综合征的治疗方案。当患者出现绝经相关症状，年龄小于60岁或绝经10年以内，无禁忌证和评估慎用情况后，尽早开始MHT，可以在一定程度上延缓或避免中老年慢性代谢性疾病的发生。

本例患者49岁，有月经紊乱、潮热、出汗、易怒、手关节疼痛等绝经相关症状，存在MHT适应证，且无MHT的禁忌证，可以应用MHT缓解当前的症状，预防远期并发症。

主治医师

本例患者进行K评分的目的是什么？

更年期的K评分指Kupperman评分，用于评估更年期症状的严重程度，包括潮热、失眠、易激动、抑郁、眩晕、疲乏、骨关节或肌肉痛等13项内容。每项内容的权重分与程度评分的乘积即为该项评分，各项评分之和即为患者最终的K评分。总分范围为0～63分，6～15分为轻度，16～30分为中度，＞30分为重度，中重度以上则需要进行干预及治疗。本例患者K评分32分，属于重度，需要进行MHT治疗。治疗后1～3个月K评分下降≥50%提示有效，该患者用药3个月后，K评分16分，用药疗效较好。

李老师

MHT 治疗的随访及停药时间是怎样的？

MHT 随访应遵循规范的流程，通常第 1 年分别在用药后 1、3、6 及 12 个月随访，评估疗效及有无药物不良反应等，以后每年应至少进行 1 次个体化风险与获益评估，根据评估情况调整给药方案。如存在慎用情况，可增加随访次数，如子宫肌瘤，需观察用药后肌瘤变化。

关于停药时间，目前没有对 MHT 治疗持续时间进行限制，只要有用药指征，且评估受益大于风险，即可继续给予 MHT，但需注意定期的随诊和评估。当治疗过程中出现了 MHT 的禁忌证、继续应用弊大于利、患者拒绝或无法坚持规范用药，则需要及时停用 MHT。

本例患者 49 岁，月经不规则 1 年，属于围绝经期阶段。5 个月前出现更年期症状，用孕激素可以转经，此次停经 2 个月，改良 K 评分 32 分，因超声显示内膜厚 0.4cm，故给予雌孕激素序贯治疗。治疗过程中需注意月经情况，因此阶段卵巢功能仍有波动，可能需要调整用药方案。

（李晓冬 刘雪平 徐变玲）

参考文献

［1］陈蓉.《中国绝经管理与绝经激素治疗指南 2023 版》解读［J］.协和医学杂志，2023，14（3）：514-519.

［2］Menopause Subgroup, Chinese Society of Obstetrics and Gynecology, Chinese Medical Association.［The 2023 Chinese menopause symptom management and menopausal hormone therapy guidelines］［J］.Zhonghua Fu Chan Ke Za Zhi，2023，58（1）：4-21.

［3］Huang Y, Qi T, Ma L, et al. Menopausal symptoms in women with premature ovarian insufficiency: prevalence, severity, and associated factors［J］.Menopause，2021，28（5）：529-537.

［4］谢梅青，陈蓉，任慕兰.中国绝经管理与绝经激素治疗指南（2018）［J］.协和医学杂志，2018，9（6）：512-525.

病例 31　子宫内膜异位症合并围绝经期综合征

病例信息 >>

患者，女，49 岁。就诊日期：2024 年 5 月 8 日。

· **主诉：**子宫内膜异位症术后 10 个月，潮热出汗 5 个月、加重 3 个月。

· **现病史：**10 个月前因子宫内膜异位症于当地医院行腹腔镜下全子宫 + 右附件切除 + 左卵巢囊肿剥除 + 左侧输卵管切除术，术中见子宫如孕 2.5 个月大小，直肠窝封闭，左侧附件轻度粘连，腹膜偶见紫蓝色内异症病灶，右附件致密粘连于子宫右后壁及直肠侧沟，右卵巢巧囊 7cm，左卵巢巧囊 4cm。术后肌内注射 GnRH-a 6 针，注射 GnRH-a 第 5 针后出现潮热、出汗、心烦等症状，加服坤泰胶囊未明显缓解，近 3 个月症状加重就诊。

· **既往史：**平素体健，否认乳腺癌及血栓病史，否认病毒性肝炎、肺结核，否认高血压、糖尿病、高脂血症，否认脑血管疾病、心脏病史。4 年前因痛经于外院就诊，诊断子宫内膜异位症，未治疗。

· **月经婚育史：**既往月经规律，5～6/30 天，经量中等，痛经，VAS 评分 7 分，LMP 2023-07-28。$G_2P_1A_1$，顺产 1 子，人工流产 1 次。

· **个人及家族史：**既往体健，否认子宫内膜异位症家族史、肿瘤家族病史。

· **查体：**身高 165cm，体重 75kg，BMI 27.54kg/m²。

· **妇科检查：**阴道黏膜变薄，分泌物少，阴道残端光滑，无触痛结节，盆腔空虚。

· **辅助检查**（我院，2024-05-08）

（1）妇科超声：子宫及右侧附件切除术后，左卵巢萎缩，大小 1.3cm×1.0cm。

（2）乳腺超声：双乳腺增生。

（3）性激素：FSH 42.8mIU/ml，LH 32.4mIU/ml，E$_2$ < 10pg/ml。

（4）CA125：12U/ml。

（5）血糖、血脂及甲状腺功能正常。

（6）腰椎骨密度提示骨量低下，改良 K 评分 24 分。

诊断思路

[**病例特点**]

患者为 49 岁围绝经期女性，因子宫内膜异位症行全子宫 + 右附件切除 + 左卵巢囊肿剥除 + 左侧输卵管切除术，术后予 GnRH-a 治疗，出现低雌相关的围绝经期症状，激素检查 FSH 明显升高，腰椎骨密度提示骨量低下，改良 K 评分 24 分。

[**鉴别诊断**]

甲状腺功能亢进症：与甲状腺激素分泌过多导致机体代谢亢进有关，也可出现烦躁易怒、心慌心悸、夜寐不安等症状，可查甲状腺功能以鉴别。

初步诊断

1. 围绝经期综合征
2. 子宫内膜异位症（术后）

治 疗

替勃龙 1.25mg，每日 1 次；补钙，注意饮食结构，1 个月后复查。

后续情况

用药后症状缓解，嘱患者规律用药，定期复查肝肾功能、乳腺和血栓等。

点 评

住培医师

为何本例患者术后出现更年期症状？

本例患者术后出现潮热、出汗、心烦等更年期症状，是多重因素共同作用的结果，需结合手术范围、药物影响及个体激素水平变化进行综合分析。

（1）手术因素：本患者行子宫切除 + 右附件切除 + 左卵巢囊肿剥除术，会引起卵巢功能下降。

（2）药物因素：GnRH-a 通过持续结合垂体 GnRH 受体导致其脱敏，抑制 FSH 和 LH 分泌，会导致雌激素水平低。该患者肌内注射 6 针 GnRH-a，在术后本已降低的雌激素水平上，进一步加重低雌激素状态，加重潮热、出汗等症状。

（3）个体激素水平变化：该患者 49 岁，为围绝经期女性，卵巢功能已进入衰退期，雌激素水平呈波动性下降，手术和药物加剧了这一进程。

主治医师

本例患者行绝经激素治疗（MHT）为何选择替勃龙？

（1）本例患者 49 岁，为围绝经期女性，因子宫内膜异位症（简称内异症）行全子宫 + 右附件切除 + 左卵巢巧囊剥除术，术后出现明显的更年期症状，改良 K 评分 24 分，有 MHT 适应证；但子宫内膜异位症是雌激素依赖性疾病，易复发，属于 MHT 的慎用情况。此类患者 MHT 治疗时首选雌孕激素连续联合方案或替勃龙治疗，在治疗至少 2 年后再改为单用雌激素治疗；且 MHT 过程中应密切随访，监测病情进展。

（2）替勃龙是一种独特的合成类固醇药物，具有组织选择性雌激素活性调节作用，在靶组织（骨骼、阴道）有雌激素样作用，而在非靶组织（如乳腺、子宫）表现为拮抗或中性作用；其 Δ^4 代谢产物可通过孕激素活性抑制异位内膜生长，降低子宫内膜异位复发风险。

李老师

对于围绝经期子宫内膜异位症术后患者行 MHT 治疗过程中需注意的问题有哪些?

MHT 随访应遵循规范流程,通常用药第 1 年分别在用药后 1、3、6 及 12 个月随访,以后每年应至少进行 1 次个体化风险与获益评估,根据评估情况调整给药方案。

对于围绝经期子宫内膜异位症患者,建议在此基础上每 3~6 个月随访 1 次,随访应重点关注内异症症状控制情况、卵巢巧囊变化情况及卵巢肿瘤标志物(如 CA125、CA199)等。需注意的是,即使行根治术,也有残存病灶的风险,本例患者子宫内膜异位症术后仍保留左侧卵巢,在 MHT 使用过程中应注意有无复发甚至恶变风险。

(李晓冬 刘雪平 徐变玲)

参考文献

[1] 刘梁子,任雅梦,史小荣. 有生育要求子宫腺肌症的保守治疗[J]. 临床与病理杂志,2019,39(5):1129-1136.

[2] Gemmell LC,Webster KE,Kirtley S,et al. The management of menopause in women with a history of endometriosis:a systematic review[J]. Hum Reprod Update,2017,23(4):481-500.

[3] Chinese Obstetricians and Gynecologists Association Cooperative Group of Endometriosis,Chinese Society of Obstetrics and Gynecology,Chinese Medical Association.[Guideline for the diagnosis and treatment of endometriosis(Third edition)][J]. Zhonghua Fu Chan Ke Za Zhi,2021,56(12):812-824.

[4] 陈蓉.《中国绝经管理与绝经激素治疗指南2023版》解读[J]. 协和医学杂志,2023,14(3):514-519.

[5] Beckercm,Bokor A,Heikinheimo O,et al. ESHRE guideline:endometriosis[J]. Hum Reprod Open,2022(2):hoac009.

病例 32　萎缩性阴道炎

患者，女，57 岁。就诊日期：2024 年 7 月 28 日。

·**主诉**：绝经 3 年，潮热、阴道干涩 1 年余。

·**现病史**：3 年前自然绝经，1 年前开始出现潮热、出汗，5～10 次/天，伴阴道干涩、性交痛、胸闷、心慌，情绪波动大，手指关节僵硬。今年开始入睡困难，阴道干涩伴瘙痒、性生活疼痛加重，潮热、出汗稍缓解。

·**既往史**：否认手术及药物过敏史，否认吸烟。

·**月经婚育史**：平素月经规律，15 岁初潮，4～5/30～32 天，量中，无痛经，54 岁绝经。$G_3P_2A_1$。

·**个人及家族史**：个人史无特殊；否认乳腺癌、血栓等家族遗传病史。

·**查体**：一般情况良好；心肺查体无异常，腹软，无压痛。

·**妇科检查**：外阴萎缩，阴道黏膜菲薄，点状充血，有分泌物伴异味，宫颈萎缩，光滑，触之无出血，子宫小于正常，双附件阴性。

·**辅助检查**

（外院体检，2024-06-12）

（1）生化检验：肝功、肾功、血糖、血脂无异常。

（2）影像学检查：乳腺超声提示双侧乳腺增生，肺 CT 检查示肺结节，腹部超声提示无异常。

（3）宫颈癌筛查：HPV 阴性，TCT 未见异常。

（我院，2024-07-28）

（1）妇科超声：子宫及双侧卵巢小。

（2）阴道分泌物：清洁度Ⅳ度，白细胞（++++），余各项结果正常。

（3）改良 K 评分：35 分。

💡 诊断思路

[病例特点]

患者 57 岁，绝经 3 年，1 年前出现潮热、出汗、阴道干涩伴瘙痒、性生活疼痛、入睡困难等症状；妇科检查发现外阴萎缩，阴道黏膜菲薄，点状充血，有分泌物伴异味；阴道分泌物检查提示清洁度Ⅳ度，白细胞（++++）。

[鉴别诊断]

（1）滴虫性阴道炎：主要表现为泡沫状分泌物和外阴瘙痒，部分患者还会有尿频、尿急、尿痛等症状，显微镜下可观察到滴虫。

（2）细菌性阴道病：主要症状为阴道分泌物增多，有鱼腥臭味，性交后加重，可伴有轻度外阴瘙痒或烧灼感，显微镜下可观察到线索细胞，根据年龄、症状、体征等可以鉴别。

🔍 初步诊断

1. 绝经综合征
2. 萎缩性阴道炎

➕ 治 疗

（1）保妇康栓 1 粒，每日 1 次，阴道用药。
（2）替勃龙片 2.5mg，每日 1 次，口服。

📋 后续情况

1 个月后复诊，阴道分泌物：清洁度Ⅱ度，白细胞（++），患者阴道干涩和疼痛症状缓解，睡眠改善，嘱患者继续口服药物 2 个月后复诊，考虑改用替勃龙 1.25mg。

点 评

住培医师

本例患者为什么会出现萎缩性阴道炎？

萎缩性阴道炎也称老年性阴道炎，具有较高发病率，在绝经后女性中可达到30%。萎缩性阴道炎的主要原因是绝经后卵巢功能衰退，雌激素水平显著下降，阴道上皮发生萎缩、变薄，抵抗力下降，微生物感染机会增加，故常出现阴道干涩、性交痛、外阴瘙痒等相关症状。

主治医师

为何萎缩性阴道炎首选雌激素治疗？

萎缩性阴道炎的核心病理机制是雌激素缺乏导致的阴道黏膜退行性改变及微生态失衡。雌激素通过结合阴道上皮细胞中的雌激素受体，可以刺激阴道上皮细胞增殖，增加黏膜弹性和湿润度，修复黏膜；雌激素还可刺激糖原合成，乳杆菌代谢糖原产生乳酸，使其占据优势地位，重建酸性环境；阴道黏膜修复和酸性环境重建可以增强阴道抗感染能力，抑制致病菌生长。雌激素治疗通过"修复黏膜－恢复酸性环境－增强免疫"三位一体的机制，从根源上逆转萎缩性阴道炎的病理过程，治疗效果较好。

李老师

本例患者为何用替勃龙治疗？

本例患者目前绝经3年，近1年出现潮热、出汗、阴道干涩伴瘙痒、性生活疼痛、情绪波动、入睡困难及手指关节僵硬等绝经相关症状，符合绝经激素治疗（MHT）的适应证，无禁忌证。目前患者在 MHT 窗口期内，可以选择 MHT 治疗来缓解绝经综合征。

替勃龙片是一种选择性雌激素受体调节剂，可以在体内发挥雌激素、孕激素和部分雄激素样作用。其雌激素样活性可缓解患者潮热、睡眠障碍、情绪波动、手指关节僵硬等全身症状，也可以作用于阴道，加快阴道上皮细胞增殖速度，改善泌尿生殖道萎缩症状。该患者既有全身症状，又有局部症状，故选择替勃龙治疗。用药后如果泌尿生殖道萎缩症状改善不明显，可加用阴道用雌激素。

（李晓冬　刘雪平　徐娈玲）

参考文献

［1］刘啸风，闫倩，曲正，等．益肾止带汤加味联合中药熏洗在老年性阴道炎治疗中的应用效果［J］．中国老年学杂志，2023，43（7）：1613-1616.

［2］章晓乐，季锋，张保华，等．自制蛇白柏洗液治疗肾虚湿热型老年性阴道炎疗效观察［J］．西部中医药，2023，36（5）：102-104.

［3］Genazzani AR，Monteleone P，Giannini A，et al. Pharmacotherapeutic options for the treatment of menopausal symptoms［J］．Expert Opin Pharmacother，2021，22（13）：1773-1791.

病例 33　妇科恶性肿瘤术后激素替代治疗 1

病例信息 >>

患者，女，40 岁。就诊日期：2024 年 6 月 10 日。

· **主诉**：宫颈鳞状细胞癌 I b1 期术后 1 年，潮热出汗、睡眠困难半年。

· **现病史**：1 年前因"宫颈鳞状细胞癌 I b1 期"行"广泛性子宫切除术 + 双侧附件切除术 + 盆腔淋巴结清扫术"。术后 2 个月出现潮热出汗等不适，口服坤泰胶囊症状缓解不佳。近半年潮热出汗次数增加，夜间睡眠 2~3 小时，感头晕、疲乏等不适，肿瘤科转诊而来。

· **既往史**：1 年前行"广泛性子宫切除术 + 双侧附件切除术 + 盆腔淋巴结清扫术"，否认传染病史及高血压、糖尿病史，无吸烟史，否认食物药物过敏史。

· **月经婚育史**：既往月经规律，初潮 12 岁，7/30 天，量中，无痛经。$G_4P_1A_3$，顺产 1 次，人工流产术 3 次。

· **个人及家族史**：个人史无特殊；否认家族肿瘤病史。

· **查体**：一般情况良好；心肺查体无异常，腹软，无压痛。身高 168cm，体重 53kg，BMI 18.78kg/m²。

· **妇科检查**：女性外阴，黏膜萎缩，有散在出血点；阴道萎缩性改变，黏膜充血，可见散在出血点，少许分泌物；盆腔空虚，未扪及包块，无压痛，腹股沟未见肿大淋巴结。

· **辅助检查**

（外院，2023-08-25）

性激素六项：FSH 90mIU/ml，E_2 6.84pg/ml。

（我院，2024-06-12）

（1）血尿常规、肝肾功、血糖、血脂、甲状腺功能无异常。

（2）影像学检查：盆腔及胸部 CT 未见异常；心脏、乳腺及腹部超声未见异常。

（3）心电图：偶发房性早搏。

（4）宫颈癌筛查：TCT 及 HPV 阴性。

（5）改良 K 评分：30 分。

（6）阴道分泌物：清洁度Ⅱ度。

诊断思路

[病例特点]

患者为育龄期女性，因恶性肿瘤行广泛性子宫切除术＋双侧附件切除术＋盆腔淋巴结清扫术。术后 2 个月出现更年期症状（潮热出汗、睡眠障碍、萎缩性阴道炎）。激素提示 FSH 升高，雌激素水平低下，改良 K 评分 30 分。

[鉴别诊断]

（1）焦虑/抑郁状态：焦虑/抑郁状态也会有潮热出汗等临床表现，可通过焦虑/抑郁量表进行评分。围绝经期也可以并发焦虑/抑郁状态。

（2）细菌性阴道病：由多种致病菌共同作用引起，表现为稀薄灰白色阴道分泌物，有鱼腥味，部分患者伴有阴道瘙痒、灼痛等，局部或全身使用抗炎药物治疗可缓解。萎缩性阴道炎常见于绝经后女性，阴道分泌物稀薄，呈淡黄色，伴有性交痛，局部用雌激素软膏可缓解，通过病因、症状等可鉴别。

初步诊断

1. 宫颈鳞状细胞癌Ⅰb1 期术后
2. 绝经综合征
3. 萎缩性阴道炎

治疗

戊酸雌二醇片 1mg，qd，口服。

后续情况

用药 1 个月：潮热出汗症状缓解；用药 3 个月：潮热出汗症状明显改善，睡眠好转，改良 K 评分 20 分。继续用药，用药半年及 1 年复诊。

点 评

住培医师

为什么本例患者在术后不久即出现绝经相关症状？

绝经相关症状出现的主要原因是卵巢功能减退、性激素水平波动或下降。本例患者术后不久出现绝经相关症状是由于双侧卵巢切除导致卵巢功能突然丧失，雌激素水平骤降引起。与自然绝经相比，人工绝经激素下降更突然、神经内分泌调节更紊乱，绝经后症状出现更快、持续时间更长，对生存质量影响更严重。

主治医师

本例患者系宫颈鳞癌 Ib1 期术后，能否用 MHT？

宫颈鳞癌为非雌激素依赖性肿瘤，其发病与高危型 HPV 感染相关，对雌激素不敏感。本例患者由于手术切除双附件，出现雌激素水平急骤下降，继而出现低雌激素相关的绝经症状，故给予单纯雌激素治疗。MHT可显著缓解潮热、改善睡眠，同时减少放疗后泌尿生殖道并发症（阴道萎缩）。此外，肿瘤复发与病理类型、临床分期密切相关，与是否采用MHT无明显相关性，现有研究未发现MHT增加宫颈鳞癌患者复发率。

李老师

宫颈鳞癌术后激素治疗持续时间是多久？

关于宫颈鳞癌术后激素治疗的持续时间，目前还没有充分的研究数据，治疗的持续时间可根据患者年龄、疾病情况、绝经相关症状的严重程度动态调整。北美绝经学会（NAMS）认为，医源性绝经在没有激素治疗使用禁忌证的情况下，应在医生指导下至少使用至平均自然绝经年龄，之后每年评估风险–获益比。

（李晓冬　刘雪平　徐变玲）

参考文献

［1］Levy G，Lowenstein L. Iatrogenic Menopause vs Spontaneous Menopause［J］. J Sex Med, 2016，13（9）：1285-1288.

［2］Xu H, Zhang J.［Interpretation of updated pathological contents for cervical cancer in NCCN clinical practice guidelines, version 1, 2020］［J］. Zhonghua Bing Li Xue Za Zhi, 2021，50（1）：9-13.

［3］潘子旻，吕卫国. 绝经激素治疗在宫颈癌术后的应用［J］. 实用妇产科杂志，2014，30（12）：887-888.

［4］赵明明，王天佑，王超. 妇科恶性肿瘤术后激素替代治疗的研究进展［J］. 中国癌症杂志，2022，32（11）：1098-1104.

［5］"The 2022 Hormone Therapy Position Statement of The North American Menopause Society" Advisory Panel.The 2022 hormone therapy position statement of The North American Menopause Society［J］. Menopause，2022，29（7）：767-794.

病例 34　妇科恶性肿瘤术后激素替代治疗 2

病例信息 >>

患者，女，35 岁。就诊日期：2023 年 10 月 27 日。

- **主诉**：卵巢癌术后化疗 3 个月，潮热出汗 2 个月。

- **现病史**：3 个月前因"卵巢癌"行"卵巢肿瘤细胞减灭术"，术后病理：卵巢子宫内膜样癌，术后诊断：卵巢子宫内膜样癌ⅢC 期。术后化疗 3 个疗程，化疗 1 个月后出现潮热出汗症状，严重时大汗淋漓，导致睡眠中断，咨询治疗方案。

- **既往史**：否认传染病史及高血压、糖尿病史，无吸烟史，否认食物药物过敏史。

- **月经婚育史**：平素月经规律，初潮 17 岁，5/30～40 天，量中，无痛经。G_1P_1。

- **个人及家族史**：个人史无特殊；否认家族肿瘤病史。

- **查体**：一般情况良好；心肺查体无异常，腹软，无压痛。身高 165cm，体重 55kg，BMI 20.2kg/m^2。

- **妇科检查**：女性外阴，阴道通畅，少许分泌物，盆腔空虚，未扪及包块，无压痛，腹股沟未触及肿大淋巴结。

- **辅助检查**（我院 2023-10-27）

（1）影像学检查：乳腺及腹部超声均无异常；盆腹腔 CT 未见明显包块。

（2）性激素检查：FSH 65mIU/ml，E_2 6.84pg/ml。

（3）改良 K 评分：22 分。

诊断思路

[**病例特点**]

患者为 35 岁育龄期女性，3 个月前行"卵巢肿瘤细胞减灭术"，术后病理提示卵巢子宫内膜样癌。术后化疗 3 个疗程，化疗 1 个月后出现绝经相关症状，改良 K 评分 22 分，性激素提示绝经激素水平。

[**鉴别诊断**] 卵巢子宫内膜样癌依据病理诊断明确，无须鉴别。

初步诊断

1. 卵巢子宫内膜样癌ⅢC 期术后
2. 绝经综合征

治 疗

黑升麻提取物 20mg，每日 2 次，口服，同时配合针灸治疗。

后续情况

治疗 1 个月，潮热出汗症状明显缓解；治疗 3 个月，潮热出汗症状改善，睡眠好转，改良 K 评分 10 分。目前仍在随访中。

点 评

住培医师

本例患者为什么不能使用激素治疗改善绝经相关症状?

卵巢子宫内膜样癌为雌激素依赖性肿瘤,雌激素补充会刺激术后可能残留的病灶生长。本例患者为卵巢子宫内膜样癌ⅢC期,不建议行激素治疗。

卵巢子宫内膜样癌可能与子宫内膜异位症恶变相关。因此,对卵巢子宫内膜样癌的患者应注意询问病史,并注意寻找子宫内膜异位症的证据。

主治医师

本例患者可以通过哪些方法缓解绝经综合征?

对于有激素治疗禁忌证的患者,可以选择非激素类药物如中成药(坤泰胶囊、香芍颗粒)或植物药来改善其全身症状。此外,针灸、认知行为疗法、正念减压疗法、星状神经节阻滞、催眠等可能起到辅助治疗作用。

黑升麻提取物为药用植物黑升麻中的标准提取物制成的制剂。多项国内外研究表明其对血清的激素水平无影响,无雌、孕及雄激素活性,也不属于植物雌激素,可以有效缓解绝经综合征,特别是缓解潮热、出汗等症状,并得到了临床验证。其用于治疗妇科恶性肿瘤术后绝经相关症状是有效、安全的,解决了有雌激素依赖性恶性肿瘤的女性术后出现绝经综合征的治疗问题。本例患者口服黑升麻提取物治疗一段时间后,绝经相关症状明显缓解。

李老师

什么是子宫内膜异位症相关性卵巢癌？

子宫内膜异位症（EMs）为子宫内膜腺体及间质种植于子宫体以外的部位的病症，发病率约占育龄期女性的10%~15%。研究发现EMs恶变可以引起某些特定组织类型的肿瘤，包括卵巢透明细胞癌和卵巢子宫内膜样癌（OEC），且不同研究显示，EMs患者发生卵巢癌的概率为0.3%~0.8%，这个风险比正常人群高出2~3倍。

OEC属于EMs相关性卵巢癌的一种，一种学说认为OEC起源于异位的子宫内膜恶变，二是起源于卵巢生发上皮。Sampson首次报道卵巢恶性肿瘤与EMs有关，且23%的OEC合并EMs，因此有学者认为EMs为OEC的前驱病变。临床上需重视EMs伴发卵巢子宫内膜样癌的可能。

（李晓冬 刘雪平 徐变玲）

参考文献

［1］Menopause Subgroup, Chinese Society of Obstetrics and Gynecology, Chinese Medical Association. ［The 2023 Chinese menopause symptom management and menopausal hormone therapy guidelines］［J］. Zhonghua Fu Chan Ke Za Zhi, 2023, 58（1）: 4–21.

［2］Nappi RE, Malavasi B, Brundu B, et al. Efficacy of Cimicifuga racemosa on climacteric complaints: a randomized study versus low–dose transdermal estradiol［J］. Gynecol Endocrinol, 2005, 20（1）: 30–35.

［3］巨康璐, 刘振国, 常瑛, 等. 莉芙敏片治疗妇科恶性肿瘤术后绝经期综合症临床观察［J］. 湖北中医药大学学报, 2024, 26（4）: 72–74.

［4］Teschke R, Schwarzenboeck A. Suspected hepatotoxicity by Cimicifugae racemosae rhizoma（black cohosh, root）: critical analysis and structured causality assessment［J］. Phytomedicine, 2009, 16（1）: 72–84.

［5］Rostock M, Fischer J, Mumm A, et al. Black cohosh（Cimicifuga racemosa）in tamoxifen–treated breast cancer patients with climacteric complaints – a prospective observational study［J］. Gynecol Endocrinol, 2011, 27（10）: 844–848.

［6］马晓欣, 向阳, 狄文, 等. 卵巢子宫内膜样癌临床诊治中国专家共识（2023年版）［J］. 中国实用妇科与产科杂志, 2023, 39（4）: 445–451.

病例 35　绝经后子宫内膜增厚

病例信息 >>

患者，女，65 岁。就诊日期：2024 年 12 月 2 日。

·**主诉**：绝经 15 年，发现子宫内膜增厚 1 个月。

·**现病史**：患者绝经 15 年，无绝经后阴道流血、流液等不适。1 个月前因外阴不适就诊于我院，阴道微生态：白细胞（++++）。给予硝呋太尔制霉菌素，每晚 1 粒，7 天；普罗雌烯阴道胶丸，每晚 1 粒，14 天治疗。妇科超声提示：子宫内膜厚约 0.58cm，不均质。用药后患者症状缓解，现复诊。

·**既往史**："高血压"史 10 年，血压最高 150/100mmHg，口服"苯磺酸氨氯地平片"5mg，每日 1 次，目前血压控制可。5 年前行"肝囊肿消融术"（具体不详）。否认抗凝药物服用史，否认糖尿病病史。

·**月经婚育史**：绝经前月经规律，15 年前自然绝经。$G_3P_2A_1$，顺产 2 次，人工流产 1 次。

·**个人及家族史**：父亲患有"糖尿病"，母亲已故（原因不详），余无异常。

·**查体**：身高 160cm，体重 58kg，BMI 22.65kg/m²。

·**妇科检查**：女性外阴，阴道通畅，黏膜充血，宫颈光滑萎缩，子宫后位，正常大小，质中，活动度可，无压痛，双侧附件无压痛。

·**辅助检查**（我院，2024-12-02）

（1）阴道微生态：未见明显异常。

（2）妇科超声：子宫内膜厚 0.54cm，规则，不均质，呈不均匀的稍高回声。

（3）血常规：HGB 120g/L；凝血功能正常。

🔆 诊断思路

[病例特点]

患者为老年女性，绝经15年。1个月前因外阴不适就诊，查阴道微生态：白细胞（++++）；妇科超声：子宫内膜厚0.58cm，不均质；查体宫颈萎缩。给予硝呋太尔制霉菌素及普罗雌烯阴道胶丸治疗后复查阴道微生态正常，超声检查子宫内膜仍厚。高血压病史，现血压控制可。

[鉴别诊断]

（1）子宫内膜癌：好发于老年女性，常表现为不规则阴道出血，可能合并肥胖、糖尿病等。超声可见子宫内膜增厚不均或宫腔占位，子宫内膜病理可确诊。

（2）子宫内膜息肉：超声下常表现为宫腔内强回声，绝经后子宫内膜息肉可无症状或表现为异常子宫出血，宫腔镜检查有助于鉴别诊断。

🔍 初步诊断

1. 绝经后子宫内膜增厚原因待查
2. 老年性阴道炎
3. 高血压2级 中危

⊕ 治 疗

（1）交代病情，患者为绝经后女性，无阴道流血等症状，两次超声均提示子宫内膜增厚、不均质，向患者交代可选择随访观察。但患者焦虑，强烈要求行宫腔镜检查。

（2）行宫腔镜检查：宫颈管内多发直径2～3mm息肉样赘生物，宫腔形态失常，宫腔上段完全封闭，双侧输卵管开口封闭未见，子宫内膜后壁稍增厚，未见异型血管，宫腔深度 5.5cm，活检钳钳取增厚子宫内膜及宫颈息肉送病理。病理结果：老年萎缩性子宫内膜；宫颈息肉。

（3）高血压心内科随诊。

🔍 修正诊断

1. 宫颈息肉
2. 高血压 2 级 中危

点 评

住培医师

绝经后子宫内膜增厚一定要处理吗？

随着超声筛查的普及，绝经后无症状子宫内膜增厚检出率升高。因此对于超声提示绝经后无症状子宫内膜厚度（endometrial thickness，ET）需进一步处理的阈值尤为重要，但迄今为止仍无统一标准。目前公认绝经后阴道出血女性，子宫内膜厚度 4mm 或 5mm 为内膜活检阈值。绝经后无症状女性，子宫内膜厚度 11mm 为内膜活检阈值。但需要注意的是，绝经后无症状子宫内膜增厚，超声提示子宫内膜回声不均匀、血流丰富、合并宫腔积液，应进一步检查；合并有子宫内膜癌的高危因素如肥胖、雌激素、他莫昔芬使用史、晚绝经（＞55 岁）、未育、高血压、糖尿病、林奇综合征，应个体化选择。

本例患者无绝经后阴道出血症状，有高血压病史。两次复查超声，ET 均＞5mm，子宫内膜不均质，宫腔镜检查发现宫腔粘连。如果该患者有随访条件，可 3～6 个月复查内膜，同时观察有无阴道出血。如患者精神压力大，也可以选择进一步处理。

主治医师

对于绝经后女性，宫腔镜术前宫颈预处理的选择是怎样的？

对于绝经后宫腔操作，宫颈预处理是重要的环节。绝经后尤其绝经时间长的患者多有宫颈萎缩，如果不注意宫颈预处理，子宫穿孔及手术失败风险较大。对于绝经后宫颈的准备，多采用阴道用雌激素2周后了解宫颈情况，同时术前应用一次性宫颈扩张棒或间苯三酚，具体用法及注意事项详见下表。

表1　绝经后女性宫腔镜术前宫颈预处理

药物/机械	用法	作用	适应证	注意事项
间苯三酚	术前15~30 min静脉或肌内注射40~80mg	软化松弛子宫颈组织，抑制痉挛的子宫平滑肌收缩	绝经期的患者	起效快，15min血药浓度最高
阴道用雌激素如普罗雌烯	阴道局部用药，连续2周	增加子宫颈的结缔组织弹性，促进组织增生	绝经时间长、子宫及宫颈萎缩严重的患者	阴道局部用药更安全、效果更好。原因不明的出血、血液高凝、活动性深静脉血栓慎用
亲水性子宫颈扩张棒	顺宫腔方向沿子宫颈置入，深度应超过宫颈内口	吸收水分使自身膨胀，刺激改变子宫颈管的理化性能	子宫颈萎缩不严重的绝经期患者	注意避免子宫穿孔、宫颈撕裂。放置时间越长，效果越好

李老师

绝经后子宫内膜增厚的诊疗思路是怎样的？

子宫内膜癌是妇科常见的恶性肿瘤，约80%的子宫内膜癌发生于绝经后女性，其中约90%有异常子宫流血的症状。临床对有症状和无症状的绝经后子宫内膜增厚患者采用相同的临床建议和处理流程，可能导致部分无症状绝经后子宫内膜增厚人群的过度诊治。

对于绝经后子宫内膜增厚患者，首先应询问有无绝经后阴道流血、流液、激素替代治疗以及应用他莫昔芬病史。

对于绝经后阴道出血患者，ET > 4~5mm 应进行宫腔镜下内膜活检。

使用激素替代治疗患者，如 ET≥8mm 应进行宫腔镜下内膜活检，ET < 8mm 应密切随访。

绝经后女性应用他莫昔芬治疗前推荐宫腔镜评估子宫内膜，该药使用期间子宫内膜增厚，即使无阴道出血也应密切随访。

无激素替代及他莫昔芬应用史的患者，应根据子宫内膜厚度和超声表现综合、个体化判断。当 ET≥11mm 或有阳性超声表现，应行宫腔镜下子宫内膜活检。

ET < 11mm 且无其他阳性超声表现，若存在子宫内膜癌高危因素，也可选择宫腔镜下子宫内膜活检；无高危因素，随访条件好的患者，可选择密切随访。

（李晓冬　孙然然）

参考文献

［1］王雅卓，张师前.绝经后无症状子宫内膜增厚诊疗中国专家共识（2024 年版）［J］.中国实用妇科与产科杂志，2024，40（2）：180-186.

［2］中华医学会妇产科学分会妇科内镜学组.宫腔镜手术子宫颈预处理临床实践指南［J］.中华妇产科杂志，2020，55（12）：813-818.

病例 36　绝经后子宫内膜息肉

患者，女，65 岁。就诊日期：2024 年 12 月 16 日。

· **主诉**：绝经 20 年，发现子宫内膜息肉 1 个月。

· **现病史**：患者 20 年前自然绝经，绝经后未进行常规体检。绝经后无阴道流血、流液等不适。1 个月前因下腹坠胀就诊于某三甲医院，查妇科超声提示：子宫内膜厚 0.3cm，宫腔内可见强回声，大小约 1.52cm×1.13cm×0.65cm（息肉？其他？），子宫多发小肌瘤，未经治疗。1 周前自觉下腹坠胀加重，就诊于我院，建议行宫腔镜检查，因患者口服阿司匹林，现停阿司匹林 1 周，拟手术就诊。

· **既往史**："高血压"病史 17 年，血压最高 190/90mmHg，口服"苯磺酸左氨氯地平"每日 2.5mg，血压控制可；"脑梗死"病史 17 年，自诉无后遗症，现口服"阿司匹林肠溶片"每晚 100mg，"瑞舒伐他汀钙片"每晚 10mg；否认糖尿病史，否认手术史。

· **月经婚育史**：患者绝经前月经规律。$G_2P_1A_1$，顺产 1 次。

· **个人及家族史**：无特殊。

· **查体**：身高 155cm，体重 64kg，BMI 26.6kg/m^2；意识清晰，交流顺畅。面部感觉对称，嘴角无歪斜。四肢肌力正常，活动自如。腹软，全腹无压痛、反跳痛、肌紧张，未触及腹部包块。

· **妇科检查**：老年外阴，阴道通畅，宫颈萎缩，宫颈口棉签可探入，子宫前位，萎缩，双侧附件区未触及异常。

· **辅助检查**

（1）妇科超声（外院，2024-11-06）：子宫内膜厚 0.3cm，宫腔内可见强回声，大小约 1.52cm×1.13cm×0.65cm（息肉？其他？）；子宫内多发低回声病变，大者直径约 1.53cm，小者直径约 0.84cm。

（2）血常规（2024-12-09）：HGB 128g/L；凝血功能正常。

（3）阴道微生态检查：无异常。

·👁· 诊断思路

［**病例特点**］

患者为老年女性，绝经20年，发现子宫内膜息肉1个月，无绝经后阴道流血症状；既往高血压、脑梗死病史多年，长期口服苯磺酸左氨氯地平、阿司匹林治疗，血压控制可，无脑梗后遗症；妇科检查：宫颈萎缩；妇科超声：子宫内膜息肉。

［**鉴别诊断**］

（1）子宫内膜癌：好发于老年女性，常表现为不规则阴道出血，可能合并肥胖症、糖尿病等。超声可见子宫内膜增厚不均或宫腔占位，子宫内膜病理可确诊。

（2）子宫黏膜下肌瘤：患者常表现为经量增多或经期延长，超声可见宫腔内低回声占位性病变，边界清晰，该患者超声下表现为高回声，宫腔镜检查可帮助鉴别诊断。

🔍 初步诊断

1. 子宫内膜息肉
2. 绝经后期
3. 高血压3级 很高危
4. 脑梗死病史
5. 超重

⊞ 治 疗

（1）术前宫颈置入一次性宫颈扩张棒进行宫颈准备，行宫腔镜子宫内膜息肉电切术，术中探宫腔深度8cm，子宫内膜薄，未见异型血管。

可见直径约 1.5cm 息肉，蒂部位于宫腔前壁及宫底，形态规则，未见异型血管。双侧输卵管开口可见。术后病理：子宫内膜息肉。

（2）一般治疗：调整饮食结构，适当减重。

（3）患者高血压、脑梗死病史，且超重，术后继续口服降压药及阿司匹林治疗，心血管内科随诊。

后续情况

术后随访：患者下腹不适症状消失。

点评

住培医师

绝经后子宫内膜息肉发生的原因是什么？

绝经后发现的子宫内膜息肉既可能是绝经前已存在的息肉，也可能是绝经后新发的息肉。子宫内膜息肉高危因素包括年龄、雌激素依赖性疾病、代谢综合征相关疾病等。绝经后女性外周血雌激素水平下降，但子宫内膜息肉发病率并未随之下降。原因可能为绝经后代谢综合征相关疾病发生率较高，如肥胖、胰岛素抵抗影响雌激素代谢，同时存在脂肪因子失衡、慢性炎症状态、氧化应激等，协同促进子宫内膜息肉形成；也可能由于绝经后生殖道天然的防御能力下降，导致子宫内膜局部慢性炎症，刺激子宫内膜血管生成和细胞增殖，导致子宫内膜息肉形成。

主治医师

本例患者宫腔镜围手术期阿司匹林的应用是怎样的?

本例患者为老年女性,有高血压、脑梗死病史多年,病情平稳,现长期口服阿司匹林、降脂药物稳定斑块。阿司匹林作为抗血小板聚集药物,可能导致凝血功能障碍,从而影响围手术期的安全,对于长期服用阿司匹林并需要行宫腔镜手术的患者,术前应进行围术期血栓及出血风险评估,并根据评估结果决定围手术期是否应暂停阿司匹林使用。按照手术及操作出血风险分级,宫腔镜活检为出血中风险,该患者脑梗死病史超过 1 年,且无其他危险因素,评估心血管事件低危,阿司匹林应于术前 7~10 天停药,术后 24 小时恢复用药。心血管事件中至高危者,可不停用阿司匹林,但需注意出血风险。

李老师

绝经后子宫内膜息肉要不要处理?

绝经后子宫内膜息肉自然消退概率较低,不建议进行期待治疗,一经发现,应尽早切除息肉。

息肉恶变常有异常子宫出血的症状,超声表现为血流丰富;宫腔镜下可见息肉表面不规则、有丰富异型血管、被覆黄白色溃疡改变。息肉恶变高危因素包括年龄＞60 岁、有绝经后阴道出血症状、伴有代谢综合征、应用他莫昔芬、息肉直径＞1cm。

绝经后子宫内膜息肉处理首选宫腔镜下子宫内膜息肉电切术,全部切除息肉并将根部切至浅肌层,减少息肉复发。

对于绝经后女性行宫腔操作时尤其要注意术前的宫颈预处理,可选择阴道用雌激素制剂药物预处理或宫颈扩张棒机械预处理。

(李晓冬 孙然然)

参考文献

［1］田文艳，张慧英，薛凤霞.子宫内膜息肉诊治中国专家共识（2022年版）解读［J］.实用妇产科杂志，2023，39（1）：29-33.

［2］刘凤林，张太平.中国普通外科围手术期血栓预防与管理指南［J］.中国实用外科杂志，2016，36（5）：469-474.

［3］田文艳，张慧英，仝佳丽.子宫内膜息肉诊治中国专家共识（2022年版）［J］.中国实用妇科与产科杂志，2022，38（8）：809-813.

［4］李红侠，贾彩丽，庞朝梓，等.绝经后患者发生子宫内膜息肉的危险因素分析［J］.中国临床新医学，2024，17（6）：612-616.

病例 37　绝经后卵巢囊肿

病例信息 >>

患者，女，77岁。就诊日期：2024年11月3日。

· **主诉**：绝经27年，发现右卵巢肿物8天。

· **现病史**：50岁自然绝经，绝经后无阴道流血、流液等不适。患者8天前体检，妇科超声提示：子宫内膜厚0.4cm，右侧附件区可见大小约10.7cm×7.7cm囊性回声，边界清，形态规整。患者无腹痛、腹胀等不适，近期无体重变化。现为进一步诊治，收入院。

· **既往史**："高血压"病史20年，血压最高150/100mmHg，口服"苯磺酸氨氯地平片"5mg，每日1次，目前血压控制在130/70mmHg。"糖尿病"病史5年，现口服"二甲双胍"0.5g，每日3次，血糖控制可。"脑血栓"病史3年，口服"阿司匹林"每晚75mg，现停药1周。

· **月经婚育史**：绝经前月经规律。$G_3P_1A_2$，顺产1次。

· **个人及家族史**：父亲因"食道癌"已故，母亲因"肺癌"已故。无卵巢癌、乳腺癌、结肠癌家族史。

· **查体**：身高160cm，体重70kg，BMI 27.34kg/m^2，意识清晰，交流顺畅。面部感觉对称，嘴角无歪斜。四肢肌力正常，活动自如。腹软，全腹无压痛、反跳痛、肌紧张。

· **妇科检查**：老年外阴，阴道通畅，宫颈萎缩，子宫前位，萎缩，活动度可，无压痛。子宫右前方可触及大小约10cm包块，囊性，活动度可，无触痛，左附件区未触及异常。

· **辅助检查**

（外院，2024-10-26）

妇科超声：子宫内膜厚0.4cm，右侧附件区可见大小约10.7cm×7.7cm囊性回声，边界清，形态规整。

（我院，2024-05-20）

（1）盆腔 CT 平扫＋增强：子宫前方囊性病变，长径约 10.5cm。考虑来源于附件的囊肿？囊腺瘤？

（2）肿瘤标志物：CA125、CA153、CA199、HE4 及 ROMA 绝经后风险无异常。

（3）血常规、凝血常规、生化：无明显异常。

诊断思路

[病例特点]

患者为老年女性，绝经多年，绝经后无阴道出血、流液等不适。既往高血压、糖尿病、脑血栓病史。8 天前体检发现右附件区囊性回声，直径约 10cm，边界清，形态规整；盆腔 CT 提示囊肿？囊腺瘤？；肿瘤标志物无异常。查体：右附件区触及囊性肿物，活动，无压痛。

[鉴别诊断]

（1）卵巢恶性肿瘤：早期常无症状，超声图像显示包块为囊实性或实性，血清 CA125 和人附睾蛋白 4（HE4）的表达水平多显著升高，腹腔镜或开腹手术术后病理有助于鉴别。

（2）输卵管积液：为炎性积液，常有盆腔炎性疾病病史，附件区有不规则条形囊性包块，边界较清，活动受限。结合患者病史及一般情况可鉴别。

初步诊断

1. 右卵巢囊肿
2. 绝经后期
3. 高血压 2 级 很高危
4. 糖尿病
5. 脑梗死个人史

治 疗

（1）行腹腔镜双侧附件切除术，术中见右卵巢内一直径约10cm囊肿，壁薄，表面光滑，右输卵管无异常；左附件无异常。完整切除双附件。术中剖检右卵巢囊肿，壁内光滑。术中冰冻病理：囊腺瘤。术后石蜡病理：右侧卵巢浆液性囊腺瘤，输卵管慢性炎。左附件：卵巢包涵囊肿，输卵管未见著变。

（2）一般治疗：调整饮食结构，适当减重；继续心血管内科、内分泌科随诊。

修正诊断

1. 右卵巢浆液性囊腺瘤
2. 绝经后期
3. 高血压2级 很高危
4. 糖尿病
5. 脑梗死个人史

点 评

住培医师

本例患者如何排除卵巢恶性肿瘤可能？

绝经后卵巢肿物并非少见，且多数患者无任何临床症状，常在体检或因其他疾病行影像学检查时偶然发现。卵巢肿物既可能是一过性或卵巢良性疾病的表现，又可能是卵巢癌的早期表现，因此需要对绝经后卵巢肿物进行诊断及评估。

术前卵巢良恶性肿瘤鉴别非常重要，主要依靠以下几个方面：①询问病史：包括既往诊疗病史、临床症状以及卵巢癌、乳腺癌家族史；②影像学检查：卵巢恶性肿瘤超声下常表现为双侧卵巢病变、不规则多房囊肿含有实性成分、乳头状结构≥4个、肿物血流丰富、转移病灶和腹水征；③肿瘤标志物：在卵巢恶性肿瘤中，血清 CA125、HE4 以及 ROMA 指数常常表现为明显升高。ROMA 指数是将 CA125、HE4 水平以及绝经状态相结合，用于预测卵巢上皮性癌的发病风险。

本例患者超声下表现为边界清、规则的囊性肿物，未见实性成分，血清学标志物无异常，因此考虑卵巢良性肿瘤可能性大，具体待术中冰冻病理确认。

主治医师

绝经后卵巢肿物治疗方式的选择是怎样的？

绝经后卵巢肿物的处理，需结合肿物的大小、恶性肿瘤的风险以及患者的意愿综合考虑。

对于卵巢肿物最大直径 < 5cm、恶性可能性较低（如 CA125 正常、单侧单房卵巢肿物、不存在实性或乳头状成分）且不存在乳腺癌或卵巢癌家族史的患者可选择随访观察；但当患者缺乏随访条件或对于绝经后卵巢肿物存有疑虑时，也可选择手术治疗，以腹腔镜双附件切除为主，如无子宫切除指征及需求，可选择保留子宫。经综合评估不排除卵巢恶性肿瘤时，推荐行开腹探查术。

本例患者 77 岁，体检意外发现 10cm 大小的右卵巢囊性肿物，肿瘤标志物正常，考虑卵巢恶性肿瘤可能性较低，所以选择腹腔镜双附件切除。

李老师

绝经后新发卵巢肿物的诊治思路是怎样的?

绝经后新发卵巢肿物虽大多被偶然发现,但是肿物的性质有可能为生理性、良性、交界性、恶性,因此为妇科医生带来诊断和管理上的难题。

女性绝经后卵巢内分泌功能并未立即终止,因此仍可形成生理性囊肿,尤其是绝经3年以内。生理性囊肿一般直径较小,且基本可自行消失;70岁以后没有卵巢生理性囊肿发生的可能。

对于绝经后新发的卵巢肿物,首先要进行良恶性的鉴别,除了常规的血清学肿瘤标志物外,性激素及 AMH 的检测也是鉴别性索间质肿瘤的重要标志物。

（李晓冬　孙然然）

参考文献

［1］王稳,王颖梅.绝经后卵巢肿物诊治的中国专家共识（2021年版）［J］.中国实用妇科与产科杂志,2021,37（10）:1021-1026.

［2］Susan C Modesitt, Edward J Pavlik, Frederick R Ueland, et al.Risk of malignancy inUnilocular ovarian cystic tumors less than 10 centimeters in diameter［J］.Obstetrics & Gynecology, 2003, 102（3）:594-599.

第三章

不孕不育

病例 38　多囊卵巢综合征合并不孕

患者，女，27 岁。就诊日期：2023 年 11 月 3 日。

·**主诉**：月经不规律 14 年，未避孕未孕 1 年半。

·**现病史**：平素月经不规律，13 岁初潮，6 天 /3~6 个月，量中，无痛经。近 1 年半未避孕未孕，夫妻同居，性生活正常，未行不孕相关检查。2$^+$ 月前因有生育要求就诊于外院，行妇科超声示卵巢多囊样改变，给予口服药物治疗（具体不详），LMP 2023-09-01（停药后来经）。患者有生育要求，来院咨询。

·**既往史**：既往体健。自青春期开始体重增加。否认糖尿病、心脑血管疾病、血栓病史，否认药物过敏史。

·**婚育史**：已婚。G$_0$。配偶精液未查。

·**个人及家族史**：否认吸烟、酗酒史，父母体健，否认家族有血栓性疾病、肿瘤病、传染病及遗传病史。

·**查体**：身高 160cm，体重 76kg，BMI 29.7kg/m^2，血压 128/80mmHg。面部无明显痤疮，黑棘皮征阳性，全身毛发分布均匀。

·**妇科检查**：外阴发育正常，阴毛分布均匀，阴蒂大小正常，阴道通畅，宫颈光滑，子宫及双附件区未触及明显异常。

·**辅助检查**

（外院）

性激素六项、空腹血糖、空腹胰岛素未见明显异常。

（我院）

（1）妇科超声：子宫内膜厚度约 0.39cm，规则、均质，呈均匀稍高回声。双卵巢内均为密集小滤泡回声。

（2）AMH：8.68ng/ml。

（3）甲状腺激素：FT$_3$ 5.42pmol/L，FT$_4$ 10.35pmol/L，TSH 2.57mIU/L。

诊疗思路

[病例特点]

患者为育龄期女性，月经稀发 14 年，未避孕未孕 1 年半；BMI 29.7kg/m²，黑棘皮征阳性；既往妇科超声提示双卵巢多囊样改变，性激素六项无异常。

[鉴别诊断]

（1）其他引起排卵障碍的疾病：如甲状腺疾病、高催乳素血症等引起的排卵障碍等，通过实验室检查进行鉴别。

（2）其他引起高雄激素的疾病：如非典型 CAH（先天性肾上腺皮质增生症）可表现为 17α–OHP 升高；肾上腺肿瘤可通过影像学进行鉴别。

（3）继发性不孕：既往有过妊娠而后发生的不孕为继发性不孕，该患者无妊娠史，故诊断为原发不孕。

初步诊断

1. 原发不孕
2. 多囊卵巢综合征
3. 肥胖

治 疗

（1）生活方式指导、饮食指导、运动指导、减重。

（2）男方检查精液：正常。

（3）地屈孕酮 10mg，每日 2 次，共 10 天，转经。

（4）建议患者减重，降低 5%～10% 后进行促排卵治疗。

后续情况

患者妊娠意愿强烈，要求在减重同时开始促排卵。

第1周期：地屈孕酮转经后第2天给予口服来曲唑2.5mg，每日1次，共5天。停药2天后监测排卵，左侧卵巢可见优势卵泡，给予注射用尿促性素（hMG）75IU，共5天，监测有成熟卵泡后给予注射用绒促性素（HCG）10000IU肌内注射，后指导同房，排卵后予孕激素支持黄体功能。本次促排后未受孕。

此后继续促排卵治疗，于第4周期成功受孕。

点 评

住培医师

本例患者不孕可能与哪些因素有关？

受孕的主要影响因素包括排卵是否正常、输卵管是否通畅、子宫因素及男方精液是否正常。

本病例中男方精液正常。患者为原发不孕，输卵管因素导致不孕可能性较小。其多年月经稀发，考虑为长期无排卵或稀发排卵，这是其不孕的主要因素。同时子宫内膜长期受到单一雌激素作用，无孕激素拮抗，处于增殖或增生状态，也可影响胚胎着床。

另外，本例患者肥胖，肥胖可引起生殖内分泌紊乱、代谢异常，也会影响卵泡发育、成熟及排卵，导致不孕。

主治医师

临床上最常用的促排卵药物有哪些？

常见的促排卵药物有克罗米芬（CC）和来曲唑（LE）。

CC 是选择性雌激素受体调节剂，通过竞争性占据下丘脑雌激素受体，干扰雌激素的负反馈，促进促性腺激素增加，刺激卵泡发育。但因其在子宫内膜有抗雌激素作用，会影响子宫内膜厚度。

LE 是芳香化酶抑制剂，可以阻断雄激素向雌激素转化，解除雌激素对于下丘脑－垂体的负反馈，使得内源性促性腺激素增加，从而刺激卵泡生长发育。LE 对子宫内膜无明显抑制作用，且妊娠率和活产率均高于CC。近年来，LE 已经成为 PCOS 患者促排卵一线用药。

LE 用法用量：从自发或孕激素诱导月经周期的第 2~5 天给予LE，每日 2.5mg，共 5 天。可采用 B 超监测排卵，如无排卵则每周期增加 2.5mg，直至每日 5.0~7.5mg。卵泡生长缓慢者可肌内注射 hMG 促排卵，卵泡直径 18~20mm 时，可肌内注射 HCG 5000~10000IU，诱发排卵。

李老师

本病例诊疗过程中应注意的问题有哪些？

（1）PCOS 患者妊娠前后的血糖及血压管理：本例患者为 PCOS 合并肥胖，应进行 OGTT 及胰岛素释放试验来明确是否存在胰岛素抵抗、糖耐量异常，甚至糖尿病。如存在相关问题应在纠正后再促排卵治疗。如孕前未行此项检查，应在第一次产检时完善 OGTT，若结果正常则在孕24~28 周重复进行 OGTT 试验，如异常则进行管理。另外孕中晚期应注意有无羊水过多。孕前及孕早期就诊的 PCOS 孕妇均应密切监测血压，避免进一步发展为子痫前期、子痫等不良妊娠并发症。

（2）妊娠前减重：肥胖对于孕前、孕期和子代健康均有不良影响。患者在妊娠前应进行减重以提高妊娠率，减少妊娠期并发症，如流产、妊娠期糖尿病、妊娠期高血压疾病等；并且提高活产率，减少不良妊娠结局；同时减少子代发生肥胖和代谢综合征的风险。

（3）PCOS促排卵后黄体支持：PCOS患者促排卵后多存在黄体功能不全，因此推荐黄体支持，建议排卵后即时开始，直到出现心管搏动后可停用。

（4）分娩及产后：PCOS孕妇分娩时机与普通孕妇相同，PCOS本身不增加剖宫产率。产后应继续关注月经、体重、代谢等问题的管理，考虑将PCOS纳入慢病管理，以避免其远期并发症对健康造成影响。

（李晓冬　宗雅迪）

参考文献

［1］多囊卵巢综合征相关不孕治疗及生育保护共识专家组，中华预防医学会生育力保护分会生殖内分泌生育保护学组.多囊卵巢综合征相关不孕治疗及生育保护共识［J］.生殖医学杂志，2020，29（7）：843–851.

［2］中华人民共和国国家卫生健康委员会医政司.肥胖症诊疗指南（2024年版）［J］.中华消化外科杂志，2024，23（10）：1237–1260.

［3］甘文锦，李刚.多囊卵巢综合征患者促排卵治疗的研究进展［J］.中华生殖与避孕杂志，2019，39（4）：322–324.

［4］曾婵娟，邹颖.《2023多囊卵巢综合征评估和管理国际循证指南》更新要点解读［J］.中华生殖与避孕杂志，2023，43（11）：1114–1119.

［5］中国医疗保健国际交流促进会围产与营养代谢学分会，周容，黄薇，等.多囊卵巢综合征患者孕前、孕期及产后管理中国专家共识（2023年版）［J］.中国实用妇科与产科杂志，2023，39（11）：1106–1113.

［6］李扬璐，阮祥燕.生殖内分泌疾病与妊娠并发症的防控［J］.中国计划生育和妇产科，2023，15（2）：14–18.

病例 39　输卵管因素不孕

病例信息 >>

　　患者，女，28 岁。就诊日期：2022 年 5 月 7 日。

　　·**主诉**：未避孕未孕 4 年。

　　·**现病史**：患者平素月经规律，4 年前结婚，夫妻同居，性生活正常，未避孕未孕。近 4 年偶有左下腹疼痛，为隐痛，未诊治。男方精液检查正常。现为求进一步诊治来院就诊。

　　·**既往史**：既往体健。否认糖尿病、脑血管疾病、精神疾病史，否认外伤史，否认食物、药物过敏史，否认输血史。

　　·**月经婚育史**：12 岁初潮，平素月经规则，5/28～30 天，量中，无痛经。LMP 2022-05-01。$G_1P_0A_1$。患者 4 年半前自然妊娠，孕 47 天因个人因素行人工流产。

　　·**个人及家族史**：家族中无高血压、糖尿病等家族史。余无特殊。

　　·**查体**：身高 155cm，体重 43kg，BMI 17.9kg/m^2，痤疮（-），黑棘皮征（-），多毛（-）。

　　·**妇科检查**：女性外阴，阴道通畅，宫颈光滑，子宫前位，正常大小，质中，无压痛，活动可。左侧附件区轻压痛，右附件区未触及明显异常。

　　·**辅助检查**

　　（1）性激素五项（月经第 2 天）：FSH 5.11mIU/ml，LH 4.26mIU/ml，PRL 16.76ng/ml，E_2 46.62pg/ml，T 0.4ng/ml。

　　（2）AMH：2.61ng/ml。

　　（3）甲状腺功能：未见异常。

　　（4）B 超（月经第 6 天）：子宫大小正常，内膜厚度 0.5cm，双侧卵巢探及基础卵泡均为 6～8 个，双卵巢未见优势卵泡。双侧附件区探及管状无回声，内有分隔，大小分别为右侧 3.8cm×2.9cm，左侧为 4.6cm×2.8cm。提示：考虑双侧输卵管积水。

子宫输卵管造影（HSG）：宫腔形态正常，双侧输卵管不通伴积水（左侧最宽处约 2cm）。

💡 诊断思路

[病例特点]

患者为育龄期女性，未避孕未孕 4 年。平素月经规律，有人工流产史；妇科检查提示左附件区轻压痛；卵巢功能、甲状腺功能正常、B 超及子宫输卵管造影均提示：双侧输卵管积水。男方精液检查正常。

[鉴别诊断]

（1）卵巢囊肿：多为圆形或类圆形，囊壁薄且无分隔，与腊肠样积水的管状结构不同，超声及子宫输卵管造影可鉴别。

（2）子宫内膜异位症：可有继发性痛经、不孕或性交痛等症状，妇科检查可触及盆腔内触痛性结节，超声影像提示呈圆形或椭圆形囊肿，内有细小絮状光点，可与周围器官粘连。

🔍 初步诊断

1. 继发不孕
2. 双侧输卵管积水

➕ 治 疗

（1）腹腔镜下双侧输卵管切除术。
（2）体外受精-胚胎移植技术（IVF-ET）

📋 **后续情况**

　　患者行 IVF-ET 治疗，获卵 12 枚，D3 形成优质胚胎 8 枚，冷冻 2 枚胚胎，其余行囊胚培养；D5 形成囊胚 4 枚，移植 1 枚（4BA），移植后 12 天验孕提示妊娠，移植后 26 天彩超提示：宫内早孕，2023-12-23 足月顺产一胎。

点 评

住培医师

此患者不孕的原因是什么？

　　对于女性，未避孕、正常性生活至少 12 个月未孕称为不孕症。对于生育困难的夫妇，考虑到男方检查相对简单，应先排查男性因素，包括有无精液异常和性功能障碍等；女方不孕的因素包括排卵障碍（占女性不孕 25%～35%）和盆腔因素，其中盆腔因素包括输卵管通畅性、宫颈因素、子宫体病变、子宫内膜异位症等。

　　本例患者为育龄期女性，为继发不孕。男方精液正常，故从女方方面考虑：①月经规律，性激素水平正常，考虑排卵无异常的可能性大；②患者有人工流产病史，偶有左下腹疼痛，查体左侧附件区压痛，超声及 HSG 均提示双侧输卵管积水。考虑患者不孕的原因为输卵管因素。

主治医师

输卵管积水引起不孕的机制是什么？

　　输卵管疾病相关不孕占女性不孕症的 25%～35%，其中输卵管积水占 30%。输卵管积水从多方面影响精子、卵子及胚胎健康，导致妊娠率下降、流产率增加。其引起不孕的机制主要包括以下几个方面：①输卵管积水患者子宫内膜和内膜下血流量减少可导致子宫内膜容受性受损；②积水逆流入宫腔，形成宫腔积液，影响胚胎着床；③胚胎毒性作用：可能和输卵管积水反流有关；④积水的细胞毒性作用可影响精子质量。所以本例患者在行 IVF-ET 治疗前，应先处理输卵管积水。

临床上如何评价输卵管积水的程度？

输卵管积水主要通过临床表现、HSG、超声等相关辅助检查确诊。其分度包括以下三种类型。

（1）轻度：积水直径＜ 1.5cm 或无积水，伞端与输卵管或卵巢周围无明显粘连，HSG 显示输卵管形态正常。

（2）中度：积水直径 1.5～3.0cm，需要辨认伞端与卵巢或输卵管周围有粘连且尚不固定，直肠子宫陷凹有少许粘连，HSG 显示输卵管正常结构丧失。

（3）重度：积水直径＞ 3.0cm，盆腔或附件区致密粘连，伞端闭锁不可见，子宫直肠陷凹封闭，盆腔内器官难以辨认。

李老师

输卵管积水合并不孕如何解决生育问题？

输卵管积水的治疗需要根据患者的年龄、卵巢储备功能、积水的情况、其他不孕因素等进行综合评估，治疗方法如下。

（1）输卵管切除术：对于输卵管积水合并不孕症的患者可以考虑行腹腔镜下输卵管切除术然后行 IVF-ET 治疗。卵巢储备下降者可先行 IVF（体外受精）冷冻胚胎后再处理输卵管积水。输卵管切除可彻底治疗积水，提高胚胎移植成功率。

（2）输卵管近端阻断术：通常在腹腔镜直视下通过缝扎或离断输卵管间质部与峡部，输卵管远端行造口术。此种方法对卵巢血供影响小，适用于轻度或中度输卵管积水患者，可作为输卵管切除术的替代方案。

（3）输卵管造口术：对于年轻的卵巢储备功能尚可的轻、中度输卵管积水可考虑行输卵管造口术。通过切开闭锁的输卵管伞端，黏膜外翻，使积水流出恢复输卵管通畅性，但也有异位妊娠风险。

（4）中医治疗：对于轻度输卵管积水，中医治疗可作为一种保守治疗选择。

本例患者为中度输卵管积水合并不孕症，征求患者及家属意见后选择行腹腔镜输卵管切除术，再行IVF-ET。

（李晓冬　郭伟）

参考文献

［1］中华预防医学会生殖健康分会.输卵管性不孕全流程管理中国专家共识（2023年版）［J］.中国实用妇科与产科杂志，2023，39（3）：318-324.

［2］中国优生科学协会肿瘤生殖分会.输卵管积水相关不孕症诊治中国专家共识（2023年版）［J］.中国实用妇科与产科杂志，2023，39（10）：1009-1016.

病例 40 子宫腺肌病合并不孕

病例信息 >>

患者，女，36 岁。就诊日期：2024 年 7 月 5 日。

· **主诉**：月经不规则伴继发痛经 7 年，未避孕未孕 5 年。

· **现病史**：平素月经规律，初潮 12 岁，2～3/30 天，量中等。7 年前开始出现月经不规则，5～6/15～60 天，痛经伴经量增多，VAS 评分 6 分，于当地医院就诊，超声提示子宫腺肌病（具体大小不详），未治疗。已婚 5 年，性生活规律，未避孕未孕，4 年前查双侧输卵管通畅，男方精液常规无异常。1$^+$ 年前因痛经持续加重，VAS 评分 8～10 分，开始予 GnRH-a 治疗，共 7 针，注射期间定期复查，病灶缩小，无月经来潮，无潮热、出汗等不适症状。停药后 2 个月转经，痛经缓解，VAS 评分 3 分，试孕半年未孕。2024-03 于我院行 IVF-ET 1 次，未受孕。目前有 5 枚冷冻囊胚。

· **既往史**：平素体健，否认病毒性肝炎、肺结核，否认高血压、糖尿病、高脂血症，否认脑血管疾病、心脏病史，否认手术史，否认输血史，否认食物、药物过敏史。

· **月经婚育史**：月经史同上，已婚。G_0。

· **个人及家族史**：个人及家族史无特殊。

· **查体**：一般情况良好，身高 163cm，体重 53kg，BMI 19.95kg/m^2。

· **妇科检查**：女性外阴，阴道通畅，黏膜光滑，无充血，白带不多、色质正常，宫颈光滑，子宫前位，如孕 40 天大小，质硬，活动尚可，双附件（–）。

· **辅助检查（我院）**

（1）影像学检查

妇科超声（2023-05-29，肌内注射 GnRH-a 前）：子宫大小约 4.93cm ×

5.16cm×5.31cm，后壁内可见局限性增强区，大小约4.07cm×4.29cm×3.76cm，子宫右侧探及大小约2.76cm×1.78cm×2.12cm不规则液性包块。

妇科超声（2023-09-14，肌内注射GnRH-a 3针时）：子宫大小约4.73cm×4.85×4.65cm，后壁内可见局限性增强区，大小约4.02cm×3.62cm×3.07cm。

乳腺超声（2023-09-07）：双乳结节（BI-RADS 3类），双乳乳腺增生。

（2）性激素六项（2023-10-12）：FSH 9.11mIU/ml，LH 12.09mIU/ml，E_2 87.53pg/ml，P 0.52ng/ml。

（3）AMH（2024-01-28）：0.88ng/ml。

诊断思路

[病例特点]

患者为36岁育龄期女性，月经不规则7年，伴经量增多及痛经，VAS评分6分，超声提示子宫腺肌病；未避孕未孕5年，双侧输卵管通畅，男方精液常规无异常；1年前因痛经进行性加重，VAS评分8~10分，肌内注射GnRH-a 7针，注射期间定期复查，病灶缩小，停药后2个月转经。现试孕半年未孕，于我院行IVF-ET 1次，未成功受孕。

[鉴别诊断]

子宫肌瘤：子宫肌瘤和子宫腺肌病在临床表现上具有一定的相似性，可出现腰酸、腹部不适及月经异常等症状，而子宫腺肌病多伴有痛经，渐进性加重；超声所见子宫肌瘤为边界清楚低回声包块，子宫腺肌病患者子宫肌壁回声不均匀，病灶边界模糊，与子宫肌层边界不清。

初步诊断

1. 原发不孕
2. 子宫腺肌病

⊞ 治 疗

胚胎移植。

📋 后续情况

2024-08 于本院进行冻融胚胎移植，成功妊娠，现保胎治疗中。

点 评

住培医师

子宫腺肌病为什么会引起不孕？

子宫腺肌病是指子宫内膜腺体和间质侵入子宫肌层生长而产生的病变。子宫腺肌病引起的不孕主要是由于子宫肌层结构和功能的改变，子宫体积增大，子宫蠕动增强或发育异常；其次，慢性炎症状态导致女性生殖道中精子运输受损、子宫内膜间质蜕膜破坏和孕激素抵抗，从而影响胚胎着床，降低妊娠率。

主治医师

GnRH-a 在子宫腺肌病合并不孕患者中的作用是什么？

GnRH-a 是促性腺激素释放激素类似物，与垂体 GnRH 受体结合，使垂体 GnRH 受体消耗殆尽，抑制垂体促性腺激素的释放，造成体内低雌激素状态。子宫腺肌病是雌激素依赖性疾病，使用 GnRH-a 治疗，可以缩小病灶，减小子宫体积，有利于后续妊娠。此外，GnRH-a可以抑制炎症因子，减少子宫内膜的炎症反应，改善子宫内膜容受性，增加胚胎着床的可能性，提高患者妊娠率。

李老师

子宫腺肌病患者如何解决生育问题？

对于年龄＜35岁、卵巢储备正常、子宫体积＜孕12周、未合并其他不孕因素者，GnRH-a治疗3~6个月后可期待自然妊娠。停药后3~6个月是妊娠黄金时期。超过12个月未孕，应考虑IVF-ET。

对于年龄≥35岁、不孕年限长、卵巢储备功能低下或存在其他辅助生殖技术（ART）指征者，建议积极行IVF-ET以尽快实现妊娠，可先积累冻存胚胎，后续GnRH-a治疗3~6个月，待子宫体积接近正常行胚胎移植。

本例患者36岁，卵巢储备功能低下，药物治疗后试孕半年未孕，改为IVF-ET，患者第2次冷冻胚胎移植后，成功受孕。

（李晓冬　刘雪平　徐变玲）

参考文献

［1］Dunselman GA，Vermeulen N，Becker C，et al. ESHRE guideline：management of women with endometriosis［J］. Hum Reprod，2014，29（3）：400-412.

［2］Harada T，Taniguchi F，Guo SW，et al. The Asian Society of Endometriosis and Adenomyosis guidelines for managing adenomyosis［J］. Reprod Med Biol，2023，22（1）：e12535.

［3］王加颖，沈维维，崔淑岭，等 . 促性腺激素释放激素激动剂辅助治疗子宫腺肌病的临床效果及对患者血管生成和生活质量的影响［J］. 中国妇幼保健，2022，37（21）：3890-3893.

［4］谭宇涛，李兆艾 . 高强度聚焦超声无创疗法联合促性腺激素释放激素激动剂治疗子宫腺肌病的疗效观察［J］. 中国妇幼保健，2019，34（20）：4811-4815.

［5］张晓晶 . 醋酸曲普瑞林联合腹腔镜手术治疗子宫内膜异位症的效果及对炎症因子的影响［J］. 中国医学创新，2023，20（7）：71-75.

［6］Vannuccini S，Petraglia F. Recent advances in understanding and managing adenomyosis［J］.F1000Res，2019（8）：F1000 Faculty Rev-283.

病例 41 卵巢子宫内膜异位囊肿（保守治疗）

病例信息 >>

患者，女，36 岁。就诊日期：2024 年 6 月 8 日。

- **主诉**：痛经 5 年。
- **现病史**：患者 5 年前开始偶有痛经，VAS 评分 3 分，未治疗。2 年前因痛经加重，VAS 评分 5 分，就诊于我院，超声提示：子宫腺肌病合并腺肌瘤，较大者 4.5cm×3.7cm，左附件区囊肿，直径约 6cm（巧囊可能）。给予 GnRH-a 肌内注射 3 个疗程，用药后出现潮热、出汗、心烦等症状，加服坤泰胶囊后症状改善不明显。后改为地诺孕素口服 2 年，用药期间月经周期为 1～4 个月，经量极少，护垫即可，痛经较前缓解，VAS 评分 2 分，巧囊病灶缩小，现咨询是否继续用药。
- **既往史**：平素体健，否认乳腺癌及血栓病史，否认高血压、糖尿病、高脂血症，否认脑血管疾病、心脏病史。
- **月经婚育史**：初潮 12 岁，平素月经规律，5～7/30 天，量中。未婚，有性生活。G_0。
- **个人及家族史**：个人及家族史无特殊。

- **查体**：身高 165cm，体重 55kg，BMI 20.2kg/m^2。
- **妇科检查**：女性外阴，阴道通畅，后穹窿平滑无触痛，宫颈光滑，子宫后位，稍大，质偏硬，活动度良好，左附件触及直径约 3cm 包块，有压痛，右附件（－）。
- **辅助检查**

（1）影像学检查

妇科超声（2022-06-23，肌内注射 GnRH-a 3 个月）：宫腔内稍强回声待诊（息肉样变可能），子宫肌层弥漫性改变（后壁见范围大小约

3.28cm×2.3cm×1.27cm 局限增强区），左卵巢内暗区（直径 5.2cm）待诊——考虑巧囊。

妇科超声（2023-06-29，口服地诺孕素 1 年）：子宫肌层弥漫性改变（后壁见范围大小约 3.77cm×2.78cm×2.15cm 局限增强区），左卵巢内暗区（直径 4.35cm）待诊——考虑巧囊。

妇科超声（2024-04-08，口服地诺孕素 2⁻ 年）：子宫肌层弥漫性改变（后壁见范围大小约 3.75cm×2.50cm×2.20cm 局限增强区），左卵巢内暗区（直径 3.45cm）待诊——考虑巧囊。

乳腺超声（2022 至 2024 年期间每年复查）：双侧乳腺未见明显占位性病变。

（2）实验室检查

（2022-06-23）AMH：1.10ng/ml，CA125：55.90U/ml。

（2023-06-29）AMH：0.59ng/ml。

（2022 至 2024 年间每年复查）肝功能：未见异常。

💡 诊断思路

[病例特点]

患者为 36 岁育龄期女性，5 年前开始痛经，VAS 评分 3 分；2 年前因痛经加重，VAS 评分 5 分，予 GnRH-a 肌内注射 3 个疗程，用药期间出现低雌症状，改口服地诺孕素治疗 2⁻ 年，用药期间痛经缓解，VAS 评分 2 分，内异症病灶缩小；现妇科检查扪及子宫偏硬，左附件触及直径约 3cm 的包块；超声提示子宫后壁见大小约 3.75cm×2.50cm×2.20cm 局限增强区，左卵巢见直径 3.45cm 暗区。

[鉴别诊断]

（1）生理性囊肿：包括滤泡囊肿及黄体囊肿等，一般没有下腹痛或痛经症状，通常 2~3 个月内自然吸收消失，结合病史、症状及超声可鉴别。

（2）卵巢恶性肿瘤：早期一般无症状，有症状时可表现为腹胀、持续性腹痛等，超声表现为实性或囊实性包块，肿瘤标志物水平可升高。该患者周期性痛经，CA125 水平轻度增高，超声提示左卵巢暗区，暂不考虑。

初步诊断

1. 子宫内膜异位症 左卵巢子宫内膜异位囊肿
2. 子宫腺肌病

治 疗

继续口服地诺孕素，6 个月后复查，不适随诊。

后续情况

患者目前暂无生育需求，继续口服地诺孕素维持治疗中，病灶控制良好，无不适症状，已告知患者每 6～12 个月定期复查。后续有生育需求时，可停药备孕。

点 评

住培医师

本例患者初次就诊时超声提示左卵巢囊肿直径约 6cm，为什么不首选手术治疗？

根据 2021 年《子宫内膜异位症诊治指南（第三版）》，卵巢子宫内膜异位囊肿（ovarian endometrioma，OMA）直径≥4cm 有手术指征。但手术治疗是一把"双刃剑"，需要综合卵巢储备功能、疼痛症状及生育需求等个体化治疗。

本例患者为育龄期女性，AMH 1.1ng/ml，卵巢储备功能已下降，手术治疗会不可避免地损伤卵巢功能。若选择手术治疗会进一步降低该患者卵巢储备功能，影响未来生育。有研究表明，即使巧囊≥4cm，通过规范药物治疗仍可以缩小病灶。同时，结合患者有保守治疗意愿，综合考虑后选择药物治疗，后续定期评估症状，复查实验室检查及影像学变化。

主治医师

地诺孕素治疗子宫内膜异位症的机制是什么？

地诺孕素在缩小内异症病灶和缓解内异症相关的痛经、慢性盆腔痛及性交痛方面疗效显著，其为新型的人工合成孕激素，有中枢和外周的双重作用机制。在中枢方面，通过抑制 GnRH 分泌，减少 FSH 和 LH 的释放，使体内的雌激素水平维持在早卵泡期水平，既能抑制异位子宫内膜生长，又不引起绝经相关的症状和骨量流失。在外周方面，通过发挥抗炎、抗血管生成、抗内膜增生及促凋亡等作用缩小病灶和阻断病灶再生。另外，其对肝、肾功能及代谢影响小，长期使用1年以上有效性和安全性较好，不良事件发生率低，可用于初潮后至绝经前内异症及内异症合并腺肌病患者的长期管理。

李老师

本例患者药物保守治疗的长期管理是怎样的？

OMA 是育龄期女性的常见疾病，临床诊断为 OMA 的患者，经评估可以药物治疗者应尽早开启药物治疗，长期药物治疗是育龄期 OMA 患者的一线治疗方法。在药物治疗期间，每3~6个月定期复查超声，注意卵巢子宫内膜异位囊肿大小及症状的改变。如发现卵巢子宫内膜异位囊肿增大或疼痛无法缓解，尤其是影像学提示异常，未排除恶变风险，应重新评估后决定下一步治疗方案。有效的药物治疗可以应用到生育前停药，完成生育后再继续应用以控制病情。

　　本例患者未婚，目前尚无生育需求，治疗和咨询的主要目的是治疗疼痛，减少OMA的进展。在患者有生育要求后，需对患者进行生育指导，当合并不孕问题时给予恰当的助孕治疗。

（李晓冬　刘雪平　徐娈玲）

参考文献

［1］Chinese Obstetricians and Gynecologists Association Cooperative Group of Endometriosis，Chinese Society of Obstetrics and Gynecology，Chinese Medical Association.［Guideline for the diagnosis and treatment of endometriosis（Third edition）］［J］. Zhonghua Fu Chan Ke Za Zhi，2021，56（12）：812–824.

［2］王启琴，虞梁，孙佳凡，等.地诺孕素对比其他药物治疗非手术和术后子宫内膜异位症的疗效与安全性Meta分析［J］.实用妇产科杂志，2024，40（10）：847–853.

［3］Endometriosis Committee，Chinese Obstetricians and Gynecologists Association.［Chinese consensus on the long term management of endometriosis］［J］. Zhonghua Fu Chan Ke Za Zhi，2018，53（12）：836–841.

［4］孙佳凡，徐炜，朱姝，等.地诺孕素对子宫内膜异位症病灶体积的影响［J］.国际妇产科学杂志，2024，51（3）：284–289.

［5］刘晓琳，王立杰.有生育要求的卵巢子宫内膜异位囊肿药物治疗策略［J］.中国实用妇科与产科杂志，2024，40（5）：489–493.

病例 42 有生育需求的子宫内膜异位症（巧囊手术）

病例信息 >>

患者，女，31岁。就诊日期：2024年2月8日。

- **主诉：** 腹腔镜双侧卵巢巧囊剥除术后8个月，要求后续生育指导。

- **现病史：** 患者2年前因"继发性痛经1年"于外院就诊，超声提示双侧附件区囊性包块（卵巢巧克力囊肿？），具体大小不详，未治疗。8个月前因痛经持续加重，于外院行腹腔镜下双侧卵巢巧囊剥除术，术中见左侧卵巢囊肿约6cm大小，有破口，左卵巢与侧盆壁及肠管粘连；右卵巢约5cm大小，有破口，子宫直肠陷凹封闭。术中ASRM分期与EFI评分不详，术后病理提示双侧卵巢巧囊。术后肌内注射GnRH-a 6针，2个月前注射最后一针，现月经未来潮。患者近期有结婚计划，咨询生育指导。

- **既往史：** 平素体健，否认病毒性肝炎、肺结核，否认高血压、糖尿病、高脂血症，否认脑血管疾病、心脏病史，否认输血史，否认食物、药物过敏史。

- **月经婚育史：** 11岁初潮，平素月经规律，7/30天，量中，痛经，VAS评分7分，LMP 2023-06-13。未婚。G_0。

- **个人及家族史：** 个人及家族史无特殊。

- **查体：** 身高160cm，体重60kg，BMI 23.44kg/m^2。

- **妇科检查：** 女性外阴，阴道通畅，宫颈光滑，子宫水平位，正常大小，后方触痛明显，活动度良好，双侧附件无压痛。

- **辅助检查（我院，2024-02-08）**

（1）妇科超声：子宫大小正常，内膜厚约0.4cm，双侧附件大小正常。

（2）性激素测定：AMH 2.50ng/ml，FSH 4.01mIU/ml，E_2 17.29pg/ml。

诊断思路

[病例特点]

患者为 31 岁育龄期女性，继发痛经 3 年，8 个月前因痛经加重行双侧卵巢巧囊剥除术。术后肌内注射 GnRH-a 6 针，现停药 2 个月后未来月经，查体发现子宫后方触痛明显，AMH：2.50ng/ml，雌激素水平低下，目前有结婚计划，后续有生育需求。

[鉴别诊断]

卵巢早衰：指女性 40 岁以前出现月经稀发或闭经 > 4 个月、促性腺激素水平升高（FSH > 40mIU/ml）和雌激素水平降低，伴有不同程度的低雌激素症状，AMH 下降。本患者行卵巢囊肿剥除术，术后肌内注射 GnRH-a 6 针，出现雌激素水平降低和闭经，属于药物性闭经，停药后月经可缓慢恢复，激素提示 AMH 2.50ng/ml，FSH 4.01mIU/ml，可帮助鉴别。

初步诊断

1. 卵巢子宫内膜异位囊肿剥除术后
2. 盆腔子宫内膜异位症

治 疗

复方短效口服避孕药（COC）口服，1 片 / 日。

后续情况

COC 治疗。患者结婚后，试孕半年未孕。2024-09 于本院行体外受精 - 胚胎移植（IVF-ET），未受孕。

点 评

住培医师

卵巢巧囊剥除术后卵巢储备功能下降的原因有哪些？

首先，卵巢子宫内膜异位囊肿本身就对卵巢功能有影响；另外，卵巢巧囊剥除术是有创操作，在剥除囊肿同时会不可避免地损伤正常卵巢组织。手术过程中，牵拉卵巢会影响卵巢功能。研究发现有 2.4% 的女性在子宫内膜异位囊肿剥除术后会发生卵巢功能衰竭。因此，术前应查抗米勒管激素（AMH），若卵巢储备功能尚可，才可以实施手术。术中尽最大可能保护卵巢功能。

主治医师

子宫内膜异位症手术中进行 ASRM 分期的必要性是怎样的？

在子宫内膜异位症手术中，美国生殖医学学会（ASRM）分期系统被用以评估子宫内膜异位症严重程度，是目前国际上最普遍使用的内异症临床分期。根据病灶分布、粘连程度及囊肿大小，将内异症分为 Ⅰ～Ⅳ 期。Ⅰ～Ⅱ 期：以浅表病灶为主，囊肿较小（< 3cm）或粘连轻微；Ⅲ～Ⅳ 期：深部浸润病灶、广泛粘连或巧囊体积较大（> 3cm）。ASRM 分期与生育指数（EFI）评分结合，可预测术后自然妊娠率，提供生育指导。

本例患者于外院行双侧卵巢巧囊剥除术，术中 ASRM 分期不详，根据其术后病理报告、影像学检查结果、妇科查体，以及术后肌内注射 GnRH-a 6 针的治疗基础上，给予口服 COC 治疗，以控制病灶和降低复发率，待有生育计划时，停药备孕。

李老师

为何本例患者结婚后先试孕半年，后续再转为辅助生殖？

本例患者术中虽未行 ASRM 评分，但根据其左卵巢大小约 6cm 和右卵巢大小约 5cm，考虑其为Ⅲ～Ⅳ期子宫内膜异位症，可以直接行辅助生殖技术助孕。

但考虑患者年轻，AMH 正常，也可给予其自然妊娠的机会。患者尚未结婚，故在婚前给予口服避孕药减少子宫内膜异位症的复发。结婚后可监测排卵 6～12 个月，如不能妊娠，再转辅助生殖技术。在备孕过程中需定期行超声检查，监测卵巢情况，防止病灶复发。

（李晓冬　刘雪平　徐变玲）

参考文献

［1］李晓燕，戴毅.育龄期女性卵巢子宫内膜异位囊肿手术相关问题［J］.中国实用妇科与产科杂志，2024，40（5）：493-496.

［2］史精华，冷金花，李孟慧，等.腹腔镜卵巢子宫内膜异位囊肿剔除术对卵巢储备功能及生育的影响［J］.协和医学杂志，2011，2（2）：124-128.

［3］Keckstein J，Saridogan E，Ulrich UA，et al. The Enzian classification：A comprehensive non-invasive and surgical description system for endometriosis［J］. Acta Obstet Gynecol Scand，2021，100（7）：1165-1175.

病例 43 深部子宫内膜异位症（生育相关）

患者，女，33岁。就诊日期：2023年8月31日。

· **主诉**：继发性痛经1年。

· **现病史**：患者1年前出现痛经，VAS评分5分，未进一步检查及治疗。近1年痛经持续加重，VAS评分6~7分，今日就诊于我院妇科门诊，妇科超声提示：子宫大小5.7cm×6.2cm×6.8cm，后壁2.8cm×2.2cm×1.9cm低回声结节，边界欠清，形态规则，左侧壁5.4cm×4.1cm×3.6cm低回声结节，边界清，形态规则。左卵巢内见4.1cm×3.4cm×3.1cm无回声。考虑子宫腺肌病、子宫肌瘤、左卵巢巧囊。泌尿系超声提示：右肾积水（中-重度）、右侧输尿管中上段扩张。CT-增强考虑：右侧输尿管扩张伴右肾积水，右侧输尿管末段显示欠清，不除外粘连性狭窄，左肾结石。为进一步治疗收入院。

· **既往史**：平素体健，否认病毒性肝炎、肺结核病史，否认高血压、糖尿病、高脂血症病史，否认脑血管疾病、心脏病，否认精神病史、地方病史、职业病史，否认外伤史，否认食物、药物过敏史。

· **月经婚育史**：既往月经规律，初潮13岁，5/30天，无痛经，LMP 2023-08-16。22岁结婚。$G_2P_1A_1$，顺产1次，人工流产术1次，后续有生育二胎要求。

· **个人及家族史**：既往体健，母亲患有糖尿病。

· **查体**：身高167cm，体重60kg，BMI 22.59kg/m^2。

· **妇科检查**：已婚外阴，阴道通畅，宫颈光滑，子宫偏大，后倾固定，宫体压痛，子宫骶骨韧带、子宫后壁及后穹窿触及米粒至蚕豆大小不规则的结节，左附件区增厚，可触及大小4cm左右包块，有压痛，右附件（-）。

· **辅助检查**（我院，2023-08-31）

AMH 2.31ng/ml，HE4 114.00 pmol/L，CA125 80.50U/ml。

诊断思路

[**病例特点**]

患者为育龄期女性，继发性痛经进行性加重1年，VAS评分6~7分。通过病史、查体及辅助检查诊断该患者为子宫内膜异位症，异位子宫内膜侵犯到右输尿管引起右侧输尿管中上段扩张、右肾积水（中－重度），严重影响患者生活，手术指征明确。术前AMH 2.31ng/ml，HE4 114.00pmol/L，CA125 80.50U/ml。

[**鉴别诊断**]

（1）输尿管肿瘤：即累及肾盂至远端输尿管之间尿路的肿瘤，主要症状为无痛性肉眼或镜下血尿，少数患者可能会因为尿路梗阻引起腰腹疼痛，极少数病例会触及腰腹部肿块；CT表现为输尿管内软组织密度病灶或管壁增厚，可伴有患侧肾盂及近端输尿管扩张积水，MRI可见不规则软组织肿块影。通过CT或MRI可以鉴别。

（2）卵巢癌：早期无症状，有症状时多有持续性腹痛、腹胀，病情发展快，一般情况差；妇科检查可触及肿块，直肠子宫陷凹触及质硬、无触痛结节外，多伴有腹水；超声图像显示肿瘤为囊实性或实性肿块，内部血流丰富，且多为低阻血流。结合本例患者一般情况及辅助检查可鉴别。

初步诊断

1. 子宫内膜异位症 左卵巢子宫内膜异位囊肿 右输尿管子宫内膜异位症？
2. 右肾积水
3. 子宫腺肌瘤
4. 子宫平滑肌瘤

⊞ 治 疗

（1）完善相关检查后行"经腹腔镜下左侧卵巢巧囊剥除术 + 子宫肌瘤腺肌瘤剥除术 + 盆腹腔粘连松解术 + 右侧输尿管成形术 + 右输尿管支架置入术"，术中 ASRM 分期Ⅲ期，评分 22 分。

（2）术后病理提示：左卵巢子宫内膜异位囊肿，子宫平滑肌瘤伴玻璃样变性，子宫腺肌瘤，（病变输尿管）输尿管黏膜层及输尿管外膜均可见异位子宫内膜。

📋 后续情况

术后予 GnRH-a 4 针，注射第一针后 1 个月，出现情绪低落、食欲减退、睡眠欠佳等低雌症状，加服替勃龙，每日 1.25mg，用药后症状好转。之后改为肌内注射长效避孕针，现已肌内注射 1$^+$ 年，注射期间月经规律来潮，定期复查超声，未见异常。

点 评

住培医师

输尿管深部浸润型子宫内膜异位症（DE）的临床特点与诊断是怎样的？

输尿管 DE 是一种可能导致尿路梗阻及伴随输尿管积水、肾积水或肾功能缺失的严重性疾病，其发病隐匿，临床表现不特异，症状与病变程度不平行，早期诊断很困难。诊断需根据内异症病史及影像学检查，并除外其他原因造成的输尿管梗阻，影像学检查主要用于评价输尿管肾盂积水程度和狭窄部位，术前肾血流图可以评价肾功能。

本例患者继发性痛经并进行性加重 1 年，妇科查体及超声提示子宫内膜异位症；泌尿系超声所见：右肾积水（中－重度）、右侧输尿管中上段扩张；增强 CT 所见：右侧输尿管扩张伴右肾积水，右侧输尿管末段显示欠清；术后病理诊断：（病变输尿管）输尿管黏膜层及输尿管外膜均可见异位子宫内膜。根据患者病史、影像学检查及术后病理可确诊为输尿管 DE。

主治医师

本例患者为何首选手术治疗？

通过病史、查体及辅助检查诊断本例患者为子宫内膜异位症，异位子宫内膜侵犯到右输尿管引起右侧输尿管中上段扩张、右肾积水（中－重度），有明确手术指征。患者存在子宫腺肌病、子宫肌瘤和左卵巢巧囊，术中均给予处理，同时注意保留患者生育力。在术前应注意评估卵巢功能。

临床研究表明，有生育需求的输尿管 DE 患者进行手术可获得更高的妊娠率，术前应充分告知手术对其生育力以及疼痛症状缓解的积极影响。

李老师

内异症术后长期药物管理的必要性是怎样的？

据不完全统计，子宫内膜异位症（endometriosis，EMs）术后 2 年复发率为 20%，5 年累积复发率可达 50%。深部浸润性子宫内膜异位症病灶位置深，手术难度大，病灶切净困难，且术后复发率较高，因此术后应药物治疗并长期管理。

腹腔镜手术切除病灶术后联合 GnRH-a 治疗是治疗 EMs 的经典方法，内异症术后肌内注射 GnRH-a、6 个月序贯避孕药或孕激素长期管理能消除或抑制残存病灶及防止复发。

本例患者术后肌内注射 GnRH-a 4 针，后续肌内注射长效避孕针，注射期间超声提示病灶控制效果较好，无明显不良反应，故后续维持当前治疗，定期复查。在患者有生育要求时停药，完成生育后建议继续使用药物进行长期管理，防止病灶复发。

（李晓冬　刘雪平　徐变玲）

参考文献

［1］Uccella S，Cromi A，Casarin J，et al. Laparoscopy for ureteral endometriosis：surgical details，long-term follow-up，and fertility outcomes［J］. Fertil Steril，2014，102（1）：160-166.

［2］Gu X，Zhou H，Miao M，et al. Therapeutic Potential of Natural Resources Against Endometriosis：Current Advances and Future Perspectives［J］. Drug Des Devel Ther，2024（18）：3667-3696.

［3］吴寒舒，张蔚 . 深部浸润型子宫内膜异位症的诊治研究进展［J］. 中国性科学，2019，28（9）：64-68.

［4］Yu L，Sun Y，Fang Q. Efficacy of Laparoscopic Surgery Combined With Leuprorelin in the Treatment of Endometriosis Associated With Infertility and Analysis of Influencing Factors for Recurrence［J］. Front Surg，2022（9）：873698.

［5］刘欣 . GnRH-a 联合口服避孕药长期序贯治疗对改善中重度卵巢子宫内膜异位症腹腔镜保守性手术后复发的临床疗效观察［D］. 南昌：南昌大学，2018.

病例 44　抗磷脂综合征相关复发性流产

患者，女，31 岁。就诊日期：2024 年 5 月 9 日。

· **主诉**：不良孕产史 2 次，停经 35 天。

· **现病史**：2023-05 及 2023-12 分别自然妊娠并于孕 8$^+$ 周胚胎停育，均行清宫术，均送检绒毛染色体，结果无异常；其中第二次妊娠孕前曾应用"阿司匹林、环孢素及硫酸羟氯喹"预治疗 3 个月后妊娠，孕后上述药物继续应用，孕早期因胎心弱加用"间苯三酚及低分子肝素"等药物保胎治疗。本次自然妊娠，LMP 2024-04-04，目前仅口服孕激素保胎，无阴道出血及下腹痛，要求进一步治疗就诊我科。

· **既往史**：既往体健。否认血栓病史，否认糖尿病、高血压、脑血管疾病、精神疾病史，否认食物、药物过敏史。

· **月经婚育史**：初潮 11 岁，平素月经规则，4/30 天，量不多，偶有痛经。$G_3P_0A_2$。

· **个人及家族史**：父母体健，否认家族糖尿病、高血压、高脂血症、血栓及免疫性疾病史。

· **查体**：身高 165cm，体重 65kg，BMI 23.8kg/m^2。

· **妇科检查**：未查。

· **辅助检查**

（外院，2023 年，复发性流产相关病因筛查）

（1）夫妻双方染色体正常。

（2）自身免疫抗体。

抗 β$_2$ 糖蛋白Ⅰ抗体 IgM 型 3 次结果 20.7-9.5-10（正常范围 0 ~ 20RU/ml）。

抗心磷脂抗体 IgM 型检查 3 次结果 25.1-42.62-47.33（正常范围 0 ~ 20RU/ml），相关 IgA 及 IgG 抗体阴性。

狼疮抗凝物、抗核抗体谱、甲状腺抗体均阴性。

（3）易栓因素：Hcy、凝血常规、D-二聚体、抗凝血酶Ⅲ、蛋白S及蛋白C均正常。

（4）内分泌因素：性激素六项及甲状腺功能正常。AMH 2.16ng/ml。

（5）妇科超声无特殊。

（外院，2024-05-07）

早孕三项：HCG 209.9mIU/ml，E_2 283.7pg/ml，P 23.38ng/ml。

（我院，2023-05-10，复查抗体、完善相关检查以指导用药及评估用药安全性）

（1）血常规、肝肾功能、D-二聚体、凝血常规、血小板聚集率均未见异常。

（2）抗β_2糖蛋白Ⅰ抗体IgM型38.71RU/ml；抗心磷脂抗体IgM型50.72RU/ml。

诊断思路

[病例特点]

患者为31岁育龄期女性，既往2次不良妊娠史，现停经35天，HCG阳性；抗β_2糖蛋白Ⅰ抗体升高，抗心磷脂抗体升高正常上限2倍以上，其余相关免疫、凝血指标及内分泌指标正常，夫妻双方染色体及胚胎绒毛染色体正常。

[鉴别诊断]

血清学阴性抗磷脂综合征（APS）：符合APS临床诊断标准，高度疑诊APS，但经典的抗磷脂抗体（aPLs）阴性。该患者aPLs阳性，可鉴别。

初步诊断

1. 复发性流产
2. 非典型产科抗磷脂综合征

🩺 治 疗

（1）风湿免疫科会诊予抗凝＋抗血小板＋免疫抑制治疗：预防剂量低分子肝素5000IU皮下注射，每日1次；硫酸氢氯喹0.1g，口服，每日2次；阿司匹林50mg，口服，每日1次。

（2）孕激素治疗：地屈孕酮10mg，每日3次，口服（已告知目前不能确定宫内孕）。

后续情况

后续妇科超声确认宫内妊娠，孕激素保胎至12周评估胎儿发育正常后停药，其余药物孕期持续应用（阿司匹林36周停药，低分子肝素有产兆后停药），定期复查血常规、凝血、肝肾功能等用药安全性指标，2024-12顺娩一子，孕期平顺。

点 评

住培医师

何为"非典型"产科抗磷脂综合征？

抗磷脂综合征（APS）以血栓形成和（或）病理妊娠为主要临床特征，其中以病理妊娠为主要临床特征时称为产科APS（OAPS）。

典型的OAPS诊断必须同时满足至少1项临床标准和至少1项实验室标准。

临床标准中病理妊娠包括：①孕10周及以后发生1次或1次以上不能解释的胎死宫内，超声或外观检查未发现形态学结构异常；②孕34周之前因子痫或重度子痫前期或严重的胎盘功能不全所致1次或1次以上的胎儿形态学结构未见异常的早产；③在孕10周以前发生连续3次或3

次以上不能解释的自发性流产。且必须排除遗传（无夫妻及胚胎染色体异常）、解剖结构和内分泌等因素异常。

实验室标准包括：①狼疮抗凝物阳性；②中高滴度 IgG/IgM 型抗心磷脂抗体；③中高滴度 IgG/IgM 型抗 β_2 糖蛋白 I 抗体。以上检测均间隔≥12 周，至少 2 次。

由于 OAPS 诊断标准"严格"，在实际临床工作中，真正能够诊断 OAPS 的孕妇仅占很小一部分，部分孕妇可能临床特征或实验室检查并不典型，如仅符合临床标准或实验室标准，则为非典型产科抗磷脂综合征（NOAPS）。

本例患者具有 APS 中的实验室标准（间隔 12 周至少 2 次抗磷脂抗体中度阳性）与不典型的临床标准（连续 2 次不明原因流产），故为 NOAPS。

主治医师

OAPS 如何引起复发性流产？

OAPS 引起不良妊娠结局的最明确机制是母–胎界面的血栓形成。但也有研究证实 aPLs 导致母–胎界面的炎症反应也可能是 OAPS 患者发生流产的发病机制。越来越多的证据表明，aPLs 可直接作用于胎盘或滋养细胞，导致胎盘血流减少和功能障碍，增加妊娠丢失风险。

李老师

本例患者 NOAPS 如何治疗？

OAPS 的基本治疗为小剂量阿司匹林（LDA）和低分子肝素（LMWH），LDA 可降低动脉血栓形成和妊娠丢失的风险；LMWH 除具有抗血栓作用外，还有广泛的抗炎和免疫调节特性。对于常规治疗失败、合并

SLE 或其他全身性自身免疫性疾病的 APS、高风险 aPLs 谱和有血栓形成史的 OAPS，建议孕前根据抗体滴度等情况，应用羟氯喹 200～400mg/d。

NOAPS 建议根据个体化风险（如 aPLs 谱、既往妊娠丢失等），单独使用 LDA 或联合使用 LWMH。

本例患者既往 2 次不良孕产史，且第二次妊娠孕前曾应用"阿司匹林、环孢素及硫酸羟氯喹"预治疗 3 个月并在孕期加用低分子肝素保胎治疗，仍出现妊娠丢失；检测 aPLs 双阳性，且抗心磷脂抗体滴度高于正常上限 2 倍以上，为高风险 aPLs。高风险 aPLs 指至少间隔 12 周检出≥2 次狼疮抗凝物，双阳性或三阳性 aPLs，或 aPLs 滴度持续较高。

考虑到以上因素，本次妊娠给予 LDA 联合使用 LWMH，在此基础上加用硫酸氢氯喹 0.1g，口服，每日 2 次，后者具有免疫调节和抗血小板等特性，可降低 aPLs 的抗体效应。经综合治疗，该患者成功足月分娩。所以，对于 NOAPS 的患者，个体化治疗非常重要。

（李晓冬　付子洁）

参考文献

[1] 中华医学会围产医学分会. 产科抗磷脂综合征诊断与处理专家共识 [J]. 中华围产医学杂志，2020，23（8）：517-522.

[2] 复发性流产合并风湿免疫病免疫抑制剂应用中国专家共识编写组. 复发性流产合并风湿免疫病免疫抑制剂应用中国专家共识 [J]. 中华生殖与避孕杂志，2020，40（7）：8.

[3] 刘梦宇，陈春艳，王莉，等. 抗磷脂综合征和妊娠丢失的研究进展 [J]. 临床内科杂志，2024，41（11）：731-734.

[4] 连岩，王谢桐. 产科抗磷脂综合征的管理 [J]. 实用妇产科杂志，2023，39（12）：893-896.

病例 45 内分泌因素相关复发性流产

病例信息 >>

患者，女，29岁。就诊日期：2019年4月6日。

· **主诉**：不良孕产史3次。

· **现病史**：10年前因月经不规律于当地诊断"PCOS"，间断口服避孕药及孕激素治疗。2018年曾有不良妊娠2次。4^+个月前促排卵怀孕，孕9^+周胎停育行清宫术。现术后2个月无月经来潮，要求进一步检查及治疗。

· **既往史**：既往体健。否认血栓病史，否认自身免疫性疾病史，否认糖尿病、高血压、脑血管疾病、精神疾病史，否认食物、药物过敏史。

· **月经婚育史**：13岁初潮，平素月经不规律，7～10天/1～6个月，量中，无痛经，LMP 2018–11–03。$G_4P_1A_3$，详细妊娠情况见下表。半年前男方精液正常。

表2 本例患者4次妊娠详细情况

日期	孕周	妊娠结局	分娩方式	受孕方式	绒毛染色体
2015–12	孕36^+周	胎膜早破	顺娩	自然	—
2018–02	孕10周	胎停育	清宫	促排	未查
2018–08	停经35天	生化妊娠	—	自然	—
2019–01	孕9^+周	胎停育	清宫	促排	未查

· **个人及家族史**：父母体健，否认家族糖尿病、高血压、高脂血症、血栓及免疫性疾病史。

· **查体**：BMI 30.4kg/m^2，痤疮（－），黑棘皮征（－），多毛（－）。

· **妇科检查**：女性外阴，阴道通畅，宫颈光滑，子宫前位，大小正常，双侧附件区未触及异常。

· 辅助检查（我院，2019-04-06，完善复发性流产相关病因筛查）

（1）夫妻双方染色体正常。

（2）自身免疫抗体：标准抗磷脂抗体、抗核抗体谱、甲状腺抗体均阴性。

（3）易栓因素：Hcy、凝血常规、D-二聚体、血小板聚集率、抗凝血酶Ⅲ、蛋白 S 及蛋白 C 均正常。

（4）妇科超声：子宫内膜厚 0.45cm，双卵巢多囊样改变。

（5）内分泌因素：胰岛素释放试验（IRT）：FINS 25μU/ml，3h INS 68μU/ml；OGTT 正常；性激素：T 0.61ng/ml，PRL 20.35ng/ml；甲状腺功能三项正常。

🔆 诊断思路

[病例特点]

患者为 29 岁育龄期女性，既往月经不规律，诊断为 PCOS。$G_4P_1A_3$，3 次不良妊娠史；BMI 30.4kg/m^2，无高雄及黑棘皮征；妇科超声提示 PCOM，IRT 提示胰岛素抵抗，复发性流产病因筛查中染色体、自身免疫抗体及易栓指标无异常。

[鉴别诊断]

不明原因复发性流产：40% 以上复发性流产病因不明，诊断采用排除法，即全面、系统病因筛查排除已知的所有病因，且符合下列条件：连续流产次数 3 次以上（含 3 次）、小于 12 周的妊娠丢失、流产物染色体正常、与同一配偶发生流产、无活产或早产、无 12 周以上（含 12 周）的妊娠丢失。该患者 2 次胎停育均未行绒毛染色体检查，合并 PCOS 及胰岛素抵抗，暂不考虑。

🔍 初步诊断

1. 复发性流产
2. 多囊卵巢综合征
3. 胰岛素抵抗
4. 肥胖

🏥 治　疗

（1）代谢调整：调整饮食结构，运动，减重；二甲双胍 0.5g，每日 3 次，餐中口服。

（2）调整月经周期：地屈孕酮 10mg，每日 2 次，口服 10 天，共 3 个周期。

📋 后续情况

治疗 3 个月，患者减重 5kg，服药期间月经规律，复查 FINS 18μU/ml。拟备孕，遂给予来曲唑促排卵 2 个月经周期后成功妊娠，排卵后加用孕激素黄体支持。孕早期空腹血糖正常，孕激素持续应用至 12 周停药，孕 25 周 OGTT 正常（4.8–7.2–6.9mmol/L），孕期无妊娠并发症发生。孕 39^{+4} 周顺娩一足月新生儿，女，3200g，Apgar 评分 10 分。

点　评

住培医师

本例患者反复流产的主要原因是什么？

自然流产连续发生 2 次及 2 次以上，为复发性流产（RSA），包括生化妊娠。本例患者经历 2 次胎停育及 1 次生化妊娠，属于 RSA。

RSA 病因复杂，在详细询问病史的基础上，主要注意排查胚胎及母体因素，胚胎因素中胚胎染色体异常是造成早期自然流产的常见原因；母体因素包括免疫异常（自身免疫及同种免疫）、易栓因素、生殖道解剖异常（先天性解剖异常如纵隔子宫等、获得性解剖异常如子宫肌瘤、宫腔粘连等）、内分泌因素（PCOS、甲状腺功能异常、糖代谢异常、HPRL 等）、感染因素及染色体异常等，前四者为最重要的 4 种病因。

我们对该患者进行了以上 RSA 相关病因的筛查，该患者 2 次胎停育均未行绒毛染色体的检测，不能明确有无胚染异常；妇科超声显示 PCOM 表现，IRT 提示胰岛素抵抗，结合既往病史，考虑其 RSA 主要原因可能为内分泌因素中的 PCOS 及代谢异常。

主治医师

PCOS 与胰岛素抵抗导致 RSA 的机制是什么？

PCOS 存在的高 LH 血症、高雄激素、胰岛素抵抗、肥胖、催乳素轻度升高、黄体功能不全及高 Hcy（同型半胱氨酸）等，独立或共同作用可能导致自然流产的发生。

本例患者存在胰岛素抵抗，目前被认为是 PCOS 引起 RSA 的关键因素，其可引起血浆纤溶酶原激活物抑制剂 1（PAI-1）升高，后者在纤溶酶原活化过程中抑制纤溶酶的生成，从而促进胎盘血栓的形成，引起流产；高胰岛素环境对卵母细胞及胚胎也有着直接损害。

另外，肥胖也可能会影响卵母细胞及胚胎质量，其引起的相关代谢紊乱如高胰岛素等对胚胎的毒性和对内膜容受性的损害均是引起流产的有害因素。

临床上对于 RSA 尤其是合并 PCOS 患者，要注意以上问题的筛查，存在问题需要进行孕前的预治疗，将导致流产的风险因素控制到正常或接近正常后再怀孕，可降低流产风险。

李老师

存在 PCOS 及胰岛素抵抗的 RSA 患者妊娠前后，
二甲双胍及孕激素的应用及停药时机是怎样的？

（1）二甲双胍可改善肝脏及外周组织的胰岛素抵抗，抑制肝脏糖异生和糖原分解，增加外周组织对葡萄糖的利用，提高胰岛素敏感性。

PCOS备孕患者建议使用至确诊妊娠，在怀孕初期停止服用二甲双胍不会增加流产率。

（2）PCOS患者促排卵治疗后妊娠者，容易有黄体功能不全，推荐给予孕激素进行黄体支持，建议黄体支持的时间从排卵后1~3天内开始，直到排卵后35天左右；合并RSA者，建议用药至上次发生流产孕周后的2周，或用药至孕12~20周。

本例患者既往2次胎停育分别为孕9周及孕10周，本次备孕促排后加用孕激素黄体支持，持续应用至孕12周超声评估胎儿发育正常后停药。

（李晓冬　付子洁）

参考文献

［1］自然流产诊治中国专家共识编写组.自然流产诊治中国专家共识（2020年版）［J］.中国实用妇科与产科杂志，2020，36（11）：1082-1090.

［2］杨纨，王海燕.多囊卵巢综合征与复发性流产［J］.中国计划生育和妇产科，2017，9（10）：1-6.

［3］中华医学会妇产科学分会内分泌学组及指南专家组.多囊卵巢综合征中国诊疗指南［J］.中华妇产科杂志，2018，53（1）：2-6.

［4］中国医师协会内分泌代谢科医师分会.多囊卵巢综合征诊治内分泌专家共识［J］.中华内分泌代谢杂志，2018，34（1）：7.

［5］《二甲双胍临床应用专家共识》更新专家组.二甲双胍临床应用专家共识（2023年版）［J］.中华内科杂志，2023，62（6）：619-630.

［6］多囊卵巢综合征相关不孕治疗及生育保护共识专家组，中华预防医学会生育力保护分会生殖内分泌生育保护学组.多囊卵巢综合征相关不孕治疗及生育保护共识［J］.生殖医学杂志，2020（7）：29.

第四章

性发育异常

病例 46　先天性肾上腺皮质增生症（21-羟化酶缺乏）

　　患者，女，20岁。就诊日期：2024年8月15日。

　　·**主诉**：阴蒂肥大整形术后16年，要求行外阴整形。

　　·**现病史**：2008年患者因"外生殖器异常（阴蒂异常肥大）"于当地医院行阴蒂切除术；2017年患者发现自己声音变粗，喉结发育，毛发茂密，乳房发育不明显，无月经来潮，未诊治；2022年因"原发闭经"先后就诊于外院未能明确诊断，后就诊于我院内分泌科，诊断为"先天性肾上腺皮质增生症"，妇科超声提示幼稚子宫，于2024-02-26开始用糖皮质激素类药物，2024-03月经来潮（详见月经史），现患者口服"醋酸泼尼松"5mg，每日2次。患者对外阴不满意，现来院要求行外阴整形手术。

　　·**既往史**：2012年患者脑外伤后出现癫痫，现口服"丙戊酸钠片"0.4g，每日2次；"氯硝西泮"2mg，每晚1次；"左乙拉西坦"0.5g，每日2次，控制症状，近期自诉未出现癫痫发作。否认抗凝药物服用史，否认糖尿病、脑血管疾病史，否认外伤史，否认食物、药物过敏史，否认输血史。

　　·**月经婚育史**：20岁初潮（2024-03-23），3~8/15~30天，量中，无痛经，LMP 2024-06-21。未婚，无性生活史。

　　·**个人及家族史**：患者系孤儿，父母不详，家族及遗传病史不详。

　　·**查体**：身高161cm，体重54kg，BMI 20.83kg/m²，双侧乳房Tanner Ⅲ期，皮肤黑，声音粗。

　　·**妇科检查**：女性外阴，阴毛浓密，大阴唇发育正常，阴蒂切除术后改变，无明显阴蒂可见，小阴唇不明显。相当于阴道前庭部位可见两处直径约

0.5cm 的黏膜开口，考虑为尿道口及阴道口。会阴体较高。肛门检查：直肠黏膜光滑。

- 辅助检查

（既往辅助检查）

（1）脱氢表雄酮测定 381μg/dl ↑，睾酮 4.95ng/ml ↑，孕酮 29.62ng/ml，17α-OHP 257.39ng/ml ↑，ACTH 328pg/ml ↑（8 时）、95.20pg/ml ↑（16 时）、26.7pg/ml ↑（0 时）。

（2）肾上腺 CT 平扫：左侧肾上腺体部及内侧支增粗。

（3）染色体核型分析：46,XX。

（4）基因检测：*CYP21A2* 杂合突变。

（5）腔内（经直肠）彩超（2024-05-12）：子宫体前位，大小 2.61cm× 2.91cm×1.71cm，宫壁回声均匀，外形平滑。子宫内膜厚度约 0.80cm，规则，均质，呈均匀稍高回声。宫颈大小约 2.72cm×1.77cm。双层阴道壁厚度约 0.71cm。左卵巢大小约 2.71cm×1.8cm×1.50cm，体积约 3.95cm³，内见多个直径大于 0.40cm 暗区。右卵巢大小约 3.47cm×2.30cm×2.78cm，体积约 11.53cm³，内见直径约 2.21cm 暗区，右卵巢内还可见直径分别约 0.51cm、0.41cm、0.38cm 暗区。目前宫旁未见明显包块，直肠窝无暗区。CDFI：目前盆腔内未见明显异常血流信号。诊断提示：幼稚子宫。

（本次就诊辅助检查）

（1）皮质醇 1.79μg/dl，雄烯二酮 15.78nmol/L ↑，睾酮 4.95ng/ml ↑，孕酮 29.62ng/ml，17α-OHP 100.92ng/ml ↑。

（2）ACTH：88.10pg/ml ↑（8 时）、168pg/ml ↑（16 时）、38.1pg/ml ↑（0 时）。

💡 诊断思路

[病例特点]

患者 4 岁时因"阴蒂肥大"行整形术，17 岁时出现声音变粗，喉结发育，毛发茂密，乳腺发育不明显，无月经来潮。血清学检查发现肾上腺代谢相关激素水平异常，如睾酮、脱氢表雄酮、17α-OHP、ACTH 等均升高，染色体 46,XX，肾上腺 CT 异常，基因检查发现 *CYP21A2* 突变。

[**鉴别诊断**]

（1）多囊卵巢综合征：可有月经紊乱及高雄激素表现。PCOS 患者以卵巢源性雄激素升高为特点，肾上腺相关激素无明显异常，基础 LH/FSH > 2，同时可伴有胰岛素抵抗。PCOS 患者外阴畸形不多见，少数可有阴蒂肥大。通常检测 17α-OHP 与非经典型 CAH 进行鉴别。必要时可行基因检测。

（2）11β- 羟化酶缺乏：可有 17α-OHP 升高，同时也有 11- 脱氧皮质醇及 11- 脱氧皮质酮显著升高，可表现为水钠潴留和高血压。但二者鉴别较困难，类固醇检测及基因检测可鉴别。

初步诊断

1. 女性生殖道畸形综合征
2. 先天性肾上腺皮质增生症（21- 羟化酶缺乏）
3. 癫痫

治 疗

（1）外阴整形：取膀胱截石位，充分暴露外阴，保留会阴体长度 2.5cm，标记切开线。皮下注入生理盐水，沿标记线切开皮肤黏膜及皮下组织，逐层缝合，术毕阴道容 1^+ 指，油纱布填塞阴道。

（2）内分泌科调整药物。

后续情况

调整用药后患者月经规律，手术治疗后患者外阴结构基本正常。后续患者有性生活，较满意。定期监测激素水平，定期复诊。嘱患者婚后有生育要求时行遗传咨询。

点评

什么是先天性肾上腺皮质增生症?

先天性肾上腺皮质增生症(CAH)是一组由肾上腺皮质激素合成过程中必需酶的先天性缺陷引起的常染色体隐性遗传性疾病。这些酶的缺陷导致皮质激素合成受阻,进而通过反馈机制引起促肾上腺皮质激素(ACTH)分泌增加,刺激肾上腺皮质增生,并导致激素前体物质的积累和异常代谢产物的产生。

CAH有多种类型,其中21-羟化酶缺乏症(21-OHD)最常见,可分为经典型和非经典型。

(1)经典型:分为失盐型和单纯男性化型。前者最常见,但若早期不及时干预,出生后不久即可出现肾上腺危象,病死率高。后者女性患儿早期即可出现外生殖器男性化表现,从而易被发现。

(2)非经典型:21-OHD酶活性降低较轻,临床症状可表现为月经失调、高雄、不孕、不良妊娠结局,经常与多囊卵巢综合征混淆。

临床上遇到以月经异常、阴蒂肥大就诊的患者,该如何诊断?

阴蒂肥大为高雄体征,常见的疾病有:① CAH;② PCOS;③分泌雄激素的肿瘤,如卵巢或肾上腺肿瘤;④ 46,XY 性发育障碍(DSD)。应按以下步骤进行诊断。

(1)详细询问病史:①月经史;②雄激素过多症状(多毛、痤疮、脱发)出现时间及进展;③家族史(先天性肾上腺皮质增生症、PCOS、性发育异常等)、药物史(雄激素类药物使用)、生长发育史(青春期启动时间、外阴畸形是否出生时即存在)。

（2）体格检查：①外阴检查：关注阴蒂大小、阴唇是否融合、尿道及阴道开口位置；②男性化体征：体毛分布、声音低沉、肌肉发达程度等；③全身检查：皮肤色素沉着、腹部包块、血压。

（3）实验室检查：①激素检查：性激素六项、17α-OHP、ACTH、皮质醇等。

（4）影像学检查：①盆腔超声；②肾上腺CT；③生殖道MRI：考虑生殖道畸形患者的相关检查。

李老师

21-羟化酶缺乏导致外阴畸形的原因有哪些？该如何治疗？

21-羟化酶缺乏会导致肾上腺代谢途径中断，中间产物17α-OHP、孕酮堆积，糖皮质激素皮质醇及盐皮质激素醛固酮合成受阻。堆积的17α-OHP、孕酮进入雄激素合成途径生成大量的脱氢表雄酮（DHEA）、雄烯二酮、睾酮，造成体内雄激素升高。女性外生殖器分化发生在胚胎的第8~12周，此时肾上腺已经开始分泌类固醇激素，过量的雄激素导致女婴出生时外生殖器出现一系列男性化表现，导致外阴畸形。

CAH治疗关键在于降低体内过多的雄激素、补充合成不足的皮质醇激素，其次是通过手术恢复正常的解剖结构和外观形态。

（李晓冬　郭伟）

参考文献

［1］中华医学会儿科学分会内分泌遗传代谢病学组.先天性肾上腺皮质增生症21-羟化酶缺乏症诊治共识［J］.中华儿科杂志，2016，54（8）：569-576.

［2］王胜男，夏艳洁，许莉军，等.非经典型21-羟化酶缺陷症与多囊卵巢综合征的鉴别诊断分析［J］.中华内分泌代谢杂志，2020，36（4）：288-293.

病例 47　细胞色素 P450 氧化还原酶缺陷症（PORD）

病例信息 >>

患者，女，16 岁。就诊日期：2022 年 7 月 20 日。

· **主诉**：骨骼畸形 16 年，左附件切除术后 4 个月，发现右附件囊肿 2 月。

· **现病史**：患者出生时发现双足第四跖骨短，幼时发现双手握拳不完全，双侧第四、五掌骨短，耳位低、梨形鼻、鼻梁低平、腭弓高、双上肢外旋困难。4 个月前患者因左侧附件蒂扭转行左附件切除术＋右卵巢打孔术，术中未找到尿道口，未下尿管。术后病理回报：纤维囊壁样组织伴出血。染色体 46,XX。术后 2 个月就诊于市某三甲医院检查激素提示：FSH 14.05mIU/ml，LH 10.62mIU/ml，PRL 6.66ng/ml，E_2 25pg/ml，P 8.19ng/ml，T 0.45ng/ml。彩超提示：幼稚子宫，右附件肿物 13.11cm×10.1cm×7.7cm，呈多房。为求进一步治疗来院就诊。

· **既往史**：自幼骨骼畸形（详见现病史）。否认糖尿病、脑血管疾病、精神疾病史，否认外伤史，否认食物、药物过敏史，否认输血史。

· **月经婚育史**：13 岁月经来潮，不规律，4~7 天 /1~2 个月，量少，无痛经。无性生活史。

· **个人及家族史**：父母表型正常，无兄弟姐妹，家族中无高血压、糖尿病等家族史。

· **查体**：身高 166cm，体重 45kg，BMI 16.3kg/m^2，双乳 Tanner Ⅳ期，痤疮（－），黑棘皮征（－），多毛（－）。

· **妇科检查**：女性外阴，阴毛 Tanner Ⅱ期，可见尿道口，大、小阴唇发育差，阴蒂正常大小，会阴体高，遮盖阴道口。

· 辅助检查

（1）性激素（月经第 5 天）：FSH 9.95mIU/ml ↑，LH 27.48mIU/ml ↑，E$_2$ 17.85pg/ml ↓，P > 40.00ng/ml ↑，PRL 5.79ng/ml，T 0.22ng/ml。

（2）血清皮质醇：12.78μg/dl（8 时）、4.55μg/dl（16 时）、1.12μg/dl（0 时）。

（3）ACTH：79.8pg/ml ↑。

（4）17α-OHP：15.71ng/ml ↑。

（5）AMH：1.06ng/ml。

（6）生长激素：5.08ng/ml。

（7）胰岛素样生长因子结合蛋白：34.46μg/ml。

（8）甲状腺功能：未见异常。

（9）维生素 D：19.49ng/ml ↓（≥30ng/ml）。

（10）骨龄与 14 岁女童骨龄大致相符。

（11）骨密度：腰椎 Z-1.7，髋关节 Z-3.3 ↓。

（12）24 小时尿游离皮质醇：正常。

（13）B 超（4 个月前，术后）：子宫前位，大小 2.41cm×2.06cm×1.33cm，内膜厚度 0.11cm，右卵巢大小为 3.37cm×2.78cm×2.54cm，体积 12.46cm^3，内见 0.2~0.9cm 滤泡回声 12 个以上。

（14）B 超（2 个月前）：幼稚子宫，右附件肿物 13.11cm×10.1cm×7.7cm，呈多房。

（15）肾上腺 CT：双侧肾上腺增粗。

（16）类固醇激素检测（质谱法）：①孕激素代谢通路中孕酮、17- 羟孕酮升高，其他激素浓度正常；②盐皮质激素代谢通路中 11- 脱氧皮质酮、皮质酮和醛固酮正常；③糖皮质激素代谢通路中可的松降低，其他激素浓度正常；④雄激素代谢通路中硫酸脱氢表雄酮和雄烯二酮降低，脱氢表雄酮和睾酮正常；⑤雌激素代谢通路中雌三醇正常；⑥褪黑素正常。综上需除外非典型先天性肾上腺皮质增生症（细胞色素 P450 氧化还原酶缺陷症）综合分析。

（17）基因检测：*POR* 基因复合杂合突变（c.1370G>A 母源；c.1834_1857 dupCTAAAGCAAGACCGAGAGCACCTG 父源）

诊断思路

[病例特点]

患者为青春期女性，出生时骨骼畸形。4个月前因左附件扭转行左附件切除术，术后2个月超声发现右卵巢囊肿。患者月经稀发，查体外阴发育差、会阴体高，遮盖阴道口。激素检查提示孕酮、17α-OHP升高。肾上腺CT提示双侧肾上腺增粗。类固醇质谱检测提示：非典型先天性肾上腺皮质增生症（细胞色素P450氧化还原酶缺陷症），基因检测提示 POR 基因突变。

[鉴别诊断]

（1）多囊卵巢综合征：该病以月经稀发/闭经、高雄激素表现（如多毛、痤疮）、卵巢多囊样改变为特征，可伴有肥胖及胰岛素抵抗，但孕酮及17α-OHP正常。

（2）CAH（21-羟化酶缺乏）：该类患者睾酮、孕酮、17α-OHP均升高。非经典型21-羟化酶缺乏症患者仅表现为多毛、痤疮和月经不规律等，不合并骨骼畸形。ACTH激发试验后，21-OHD患者的17α-OHP显著升高（经典型＞300nmol/L）。21-OHD由 CYP21A2 基因突变引起。

初步诊断

1. 细胞色素P450氧化还原酶缺陷症
2. 安特利－比克斯勒综合征
3. 右卵巢囊肿
4. 骨质疏松

治疗

（1）内分泌科就诊，给予泼尼松每日2.5mg，口服治疗。

（2）口服维生素D治疗。

后续情况

1. 服用糖皮质激素后 1 个月复诊，复查激素水平。
2. 患者后期出现右侧卵巢囊肿破裂，在外院行囊肿剥除术。
3. 嘱患者到内分泌科就诊，进行药物调整。

点 评

住培医师

什么是细胞色素 P450 氧化还原酶缺陷症？

细胞色素 P450 氧化还原酶缺陷症（PORD）由细胞色素 P450 氧化还原酶（POR）的基因突变导致。*POR* 基因位于 7q11.2，含 15 个外显子，突变包括错义突变、无义突变、移码突变、剪接位点突变、大片段和小片段缺失或插入等。*POR* 基因突变的典型临床表现：性发育异常、安特利 – 比克斯勒综合征样骨骼畸形、类固醇合成异常。PORD 是先天性肾上腺皮质增生症中罕见的一种类型，属于常染色体隐性遗传病。

细胞色素 P450 氧化还原酶是细胞色素 P450 氧化酶（cytochrome P450 monooxygenases，CYP）的唯一电子供体，主要作用是把还原型辅酶Ⅱ（NADPH）的电子传递给细胞色素 P450 酶，从而参与类固醇激素的合成。其可影响多种酶，如类固醇合成酶、17α– 羟化酶、21– 羟化酶等。细胞色素 P450 酶活性的发挥均需要 POR 进行转移。

主治医师

该类患者怎样与多囊卵巢综合征进行鉴别？

PORD 患者临床表现复杂，易与其他疾病混淆并导致误诊。多囊卵巢综合征以月经稀发 / 闭经、高雄激素表现（如多毛、痤疮）、卵巢多囊样改变为特征，可伴有肥胖及胰岛素抵抗。而 PORD 常伴肾上腺功能不全、青春期发育迟缓、多发骨骼畸形等。

PCOS 睾酮可正常或轻度升高，LH 升高，雄烯二酮升高，催乳素轻度升高，但孕酮正常，肾上腺代谢相关激素正常。PORD 由于 POR 缺陷，影响类固醇激素合成，可表现为雌激素缺乏、促性腺激素代偿性升高、孕酮及 $17\alpha\text{-OHP}$ 升高。肾上腺功能不全时，皮质醇、醛固酮水平可能降低。PORD 患者口服避孕药治疗后，负反馈可以降低血 LH，因此可以调整月经周期、改善患者症状，但高孕酮问题无法解决。激素串联质谱检查及基因检测可鉴别。

PORD 患者哪些类固醇激素会出现异常？激素合成途径中任何一种酶发生缺陷时，会使血皮质醇浓度降低，经下丘脑－垂体－肾上腺（HPA）轴负反馈调节，使垂体 ACTH 分泌增加而刺激肾上腺皮质增生。POR 的缺陷可导致其下游激素（如 11- 脱氧皮质酮、皮质醇、睾酮、雌二醇）产生减少，其上游中间代谢产物（如孕酮、17- 羟孕酮、脱氢表雄酮、11- 脱氧皮质酮）积累。

李老师

为什么 PORD 患者会有骨骼畸形及卵巢囊肿？

86% 的 PORD 患者有安特利－比克斯勒综合征样骨骼畸形。这是由于基因突变造成软骨细胞内合成胆固醇的 CYP51 功能受损，致软骨细胞内胆固醇合成障碍，细胞分化障碍、凋亡增加引起骨骼畸形。

PORD 患者卵巢囊肿的形成可能与雌激素的合成不足、负反馈导致垂体 FSH 及 LH 增加、刺激卵泡生长，以及 POR 基因突变导致 CYP51A1 酶活性降低、造成促减数分裂的甾醇合成减少、阻碍卵母细胞的减数分裂和卵泡成熟有关。同时孕酮升高及雄激素过量也会干扰正常的卵泡发育促进囊肿形成。PORD 的卵巢囊肿通常可以通过性激素和糖皮质类固醇激素替代治疗得以控制，一般无须手术治疗，除非出现卵巢囊肿的扭转或破裂以及急腹症。

PORD 的临床表现多种多样，从仅仅表现为月经紊乱，到严重的两性畸形和骨骼畸形，甚至胎死宫内。临床中容易误诊、漏诊。对于有骨骼畸形、性发育异常、肾上腺功能不全、月经不规则/闭经、卵巢囊肿、不明原因的高孕酮血症、雌激素/雄激素合成障碍的患者应进行相关激素的检查进行鉴别，必要时行基因检测。糖皮质激素治疗是有效的治疗手段。对于骨骼畸形患者可以行手术进行矫正。药物治疗期间要注意定期随访，评估激素水平、骨龄及卵巢功能，调整替代治疗方案，同时还要关注患者心理及生育问题，生育前应行遗传咨询。

（李晓冬 郭伟）

参考文献

［1］王晓黎，白杨，李金慧，等.由 *POR* 基因的纯合型突变 *R457H* 所导致的 POR 缺陷症：病例研究及文献回顾［J］.国际内分泌代谢杂志，2017，37（3）：213-216.

［2］齐琪，胡红琳，许敏，等.细胞色素 P450 氧化还原酶基因突变致先天性肾上腺皮质增生症一例报道并文献复习［J］.中国全科医学，2021，24（30）：3900-3904.

［3］Hoepffner W, Rothe K, Bennek J. Feminizing reconstructive surgery for ambiguous genitalia: the Leipzig experience［J］. JUrol, 2006, 175（3）：981-984.

［4］Adachi M, Tachibana K, Asakura Y, et al. Compound heterozygous mutations of cytochrome P450 oxidoreductase gene（*POR*）in two patients with Antley-Bixler syndrome［J］. Am J Med Genet A, 2004, 128A（4）：333-339.

［5］丁蕾蕾，张多多，邓姗，等.细胞色素 P450 氧化还原酶缺乏症 12 例临床分析和分子遗传学研究［J］.中华妇产科杂志，2024，59（12）：917-924.

病例 48 雄激素不敏感综合征

患者，女，10⁺岁。就诊日期：2024年7月17日。出生时间：2014年3月30日。

- **主诉：** 自幼外阴发育异常，双侧性腺切除后8年。
- **现病史：** 患者出生时外阴性别不清，家属按女婴抚养。患者1岁5个月时，因发现阴蒂肥大似小阴茎，就诊于省某三甲医院泌尿外科检查发现阴茎幼儿型、双侧阴囊发育不良似女性大阴唇，未触及内容物，右侧腹股沟可触及包块，遂行腹腔镜探查。术中双侧腹股沟内见睾丸样组织，向家属交代术中情况，要求活检。术后病理提示：睾丸组织。补充染色体检查：46,XY，考虑性发育异常，建议家属考虑患者以何种社会性别生活，家属商议后决定以女性身份生活。1岁9个月时行腹腔镜下双侧性腺切除，病理为睾丸及附睾组织。术后诊断为：雄激素不敏感综合征。嘱患者11岁时来院行激素治疗，以促进女性第二性征发育，现患者10⁺岁来院就诊。
- **既往史：** 否认糖尿病、脑血管疾病、精神疾病史，否认外伤史，否认食物、药物过敏史，否认输血史。
- **个人及家族史：** 早产（34⁺⁵周），喂养正常，生长发育正常，家族史无特殊。

- **查体：** 身高130cm，体重31kg，BMI 18.3kg/m²，乳房未发育，无腋毛，双侧腹股沟未及肿物。
- **妇科检查：** 女性外阴，无阴毛，阴蒂增大，长约1.5cm，其下方可见尿道口及阴道口，阴道口棉签无法旋入。大阴唇及腹股沟未及肿物。
- **辅助检查**

（既往检查结果）

（1）染色体：46,XY。

（2）术后病理：睾丸及附睾组织。

（3）全外显子组测序：CBX2 c.355 T>C（杂合、常染色体隐性、可疑致病）。

（**本次就诊检查结果**）

（1）骨龄片：与年龄相符。

（2）激素：FSH 36.73mIU/ml，E_2 2.84pg/ml，T 0.14ng/ml。

（3）甲状腺功能：未见异常。

💡 诊断思路

[**病例特点**]

患者出生时外阴性别不清按女性抚养，1^+岁时体格检查发现阴蒂增大似小阴茎，右侧腹股沟可触及包块；超声及CT提示：腹股沟内可疑性腺组织；腹腔镜手术切除后病理证实为睾丸及附睾组织；染色体46,XY。现患者10^+岁为促进第二性征发育就诊，查体：无阴毛、腋毛、女性外阴，阴蒂增大，可见尿道口及阴道口。激素检查提示：FSH升高，E_2低水平。

[**鉴别诊断**]

性发育异常的鉴别诊断比较复杂。雄激素不敏感综合征（AIS）需与先天性无阴道综合征（MRKH综合征）、46,XY性腺发育不全（Swyer syndrome）、雄激素合成障碍性疾病等相鉴别。这些疾病表现相似，极易混淆，仅仅通过临床表现或者激素检测难以确诊，染色体筛查及基因检测是重要的鉴别手段，详见下表。

表3　AIS常见鉴别诊断

	MRKH综合征	AIS	Swyer syndrome
原发闭经	+	+	+
乳房发育	+	+	－
外生殖器	女性	女性	女性
阴道	无或呈浅凹	盲端	有
宫颈	－	－	+
子宫	－	－	+
人工周期出血	－	－	+
性腺	卵巢	睾丸（发育不全）	睾丸（条索）
染色体	46,XX	46,XY	46,XY
雄激素	正常	正常或升高	低下
雌激素	正常	正常或升高	低下
是否需切除性腺	－	+	+
是否需激素治疗	－	+	+

🔍 **初步诊断**

部分型雄激素不敏感综合征?

➕ **治 疗**

小剂量雌激素治疗。

📋 **后续情况**

定期复诊,监测乳房及身高发育情况,注意患者性格及心理变化,结合生长发育情况适时调整用药,监测用药安全。

点 评

住培医师

什么是雄激素不敏感综合征?

雄激素不敏感综合征(androgen insensitivity syndrome,AIS)是由于雄激素受体(androgen receptor,AR)基因变异导致雄激素受体功能缺陷,虽然雄激素合成正常,但靶器官对雄激素作用无应答(抵抗)或应答不足,从而出现不同程度男性化不全。该病为一种 X 连锁隐性遗传病,属于 46,XY 性腺发育异常疾病常见的类型之一。其临床表型根据雄激素受体功能缺陷程度,可分为完全型雄激素不敏感综合征(complete AIS,CAIS)、部分型雄激素不敏感综合征(partial AIS,PAIS)和轻微型雄激素不敏感综合征(mild AIS,MAIS)。

主治医师

本例患者是否能明确诊断为 PAIS？

PAIS 属于 AIS 的中间表型，介于 CAIS 和 MAIS 之间。患者因 AR 功能部分受损，胚胎期和青春期的雄激素信号无法完全传递，导致外生殖器和第二性征的发育异常，表现为性别特征模糊或混合。PAIS 患者雄激素受体功能缺陷可导致不同程度的男性化不足。外生殖器表现可从类似正常女性至接近正常男性，出生时外生殖器模糊，可出现阴蒂肥大、阴唇融合、阴囊分裂、尿道下裂、小阴茎、隐睾，其中以小阴茎合并尿道下裂和（或）隐睾最为常见。

本例患者出生时生殖器男性化不足、小阴茎及隐睾，结合内分泌特征、染色体检查及病理结果，考虑为 PAIS，但不能明确诊断，最终需要基因检测确诊。本患者 WES（全外显子组测序）结果显示是 *CBX2* 基因突变，该突变基因位于 17 号染色体长臂 2 区 5 带，属于常染色体隐性遗传病，为 46,XY 性反转 5 型的致病性基因。该疾病患者通常外生殖器外观与正常女性相似，性腺多为条索状性腺（发育不良的卵巢或睾丸组织），无法正常分泌性激素，表现为高促性腺激素（FSH、LH 升高）和低雌激素水平。所以根据 WES 的检查结果判断该患者不能诊断为 PAIS。

李老师

AIS 患者的治疗及长期管理是怎样的？

AIS 的治疗需考虑抚养性别、性腺处理的时机及激素替代，避免性腺恶性肿瘤发生。

对于 CAIS 患者性腺切除术的时间一直存在争议，因为很难估计 CAIS 患者中癌症的确切发病率，腹腔内隐睾生殖细胞肿瘤（GCT）的风险随年龄增加而增加，建议尽早将腹腔性腺放到腹壁下或腹股沟。抚养性别为女性的 CAIS，由于青春期前 GCT 风险较低，推荐性腺切除术时机选择在青春期后或成年早期。

PAIS 患儿 GCT 风险较 CAIS 高，腹腔内隐睾 GCT 风险可高达 50%。一旦诊断，应尽快将性腺下降至阴囊或固定于腹壁下。而按女性抚养者，性腺切除时机仍存争议。《儿童雄激素不敏感综合征诊断和治疗专家共识（2024）》建议在合理处理性腺位置后，密切监测，尽量推迟不可逆的性腺切除手术，待患儿出现自我认知并知情时再做自主决定。也有文献报道建议，如果选择按照女性性别生活，性腺切除治疗应在儿童期进行。

表型为女性的 CAIS 或者按女性来抚养的 PAIS 患儿，若青春期前已行性腺切除术，青春期诱导建议从 11 岁开始可以给予雌激素替代治疗，逐渐加至成人剂量。用药期间监测血清雌二醇水平。

本例患者虽然不能明确诊断为 PAIS，但已在儿童期切除性腺并按女性抚养，所以需要外源性补充雌激素促进女性第二性征发育。

（李晓冬 郭伟）

参考文献

［1］中华医学会儿科学分会内分泌遗传代谢学组，中华儿科杂志编辑委员会，国家儿童健康与疾病临床医学研究中心 . 儿童雄激素不敏感综合征诊断和治疗专家共识（2024）［J］. 中华儿科杂志，2024，62（6）：501-508.

［2］张慧君，贺静，朱宝生 . 雄激素不敏感综合征的研究进展［J］. 中国妇幼保健，2017，32（7）：3.

病例 49 46,XY 单纯性腺发育不全

病例信息 >>

患者，社会性别女，9 岁。就诊日期：2019 年 7 月 18 日。

· **主诉**：发现阴蒂增大 9 年，腹股沟疝术后 7 年。

· **现病史**：患者自幼外生殖器模糊，阴蒂稍增大，按女性抚养，生长发育正常。7 年前因"右侧腹股沟斜疝"行疝囊高位结扎术。4 年前因"左侧腹股沟斜疝"行疝囊高位结扎术。现来院就诊。

· **既往史**：既往体健。否认抗凝药物服用史，否认糖尿病、脑血管疾病、精神疾病史，否认外伤史，否认食物、药物过敏史，无输血史。

· **月经婚育史**：无月经来潮。

· **个人及家族史**：2009-09-03 出生，身长、体重正常，按女婴抚养，无喂养困难。家族史无特殊。

· **查体**：身高 128cm，体重 22kg，BMI 13.4kg/m^2，乳房未发育，无腋毛，双侧腹股沟及大阴唇区域未触及包块，皮肤可见瘢痕组织。

· **妇科检查**：幼女外阴，无阴毛，阴蒂稍增大，可见阴道口，棉签可旋入。肛查：未触及子宫及卵巢组织。

· **辅助检查**

（1）染色体：46,XY。

（2）性激素：FSH 61.73mIU/ml，LH 62.62mIU/ml，E$_2$ 2pg/ml，T 0.23ng/ml。

（3）AMH ＜ 0.06ng/ml。

（4）抑制素 B ＜ 10pg/ml。

（5）ACTH、皮质醇未见异常。

（6）DHT：28.52ng/ml（正常范围：男性 30～85ng/ml，女性：4～22ng/ml）。

（7）HCG 激发实验：激发前雄激素 0.23ng/ml，激发后雄激素 0.32ng/ml。

（8）妇科彩超：始基子宫，盆腔内未探及卵巢组织。

（9）浅表彩超：双侧腹股沟区探及条索状性腺组织。

（10）泌尿系彩超：未见异常。

（11）基因检测：未检测到明确致病性基因突变。

诊断思路

[病例特点]

患者出生时外生殖器模糊，按女性抚养，就诊时查体身高与年龄相符，乳房未发育，无阴毛、腋毛。女性外阴，阴蒂稍增大，可见阴道口，棉签可旋入，肛查盆腔空虚。盆腔彩超提示：始基子宫，未见卵巢。浅表超声探及双侧腹股沟区条索样性腺。FSH 和 LH 显著增高，雌激素及 AMH 低，HCG 激发试验阴性，染色体 46,XY。

[鉴别诊断]

（1）完全性雄激素不敏感综合征：属于 46,XY 型性发育异常中的雄激素作用异常，其发生的根本原因是 X 染色体上的雄激素受体基因发生了突变。由于睾酮完全不发挥生物学效应，出生时即为女性外阴，按女性抚养。表型完全为女性，身材高，四肢长。青春期后原发闭经，乳房发育正常，阴道为较短浅盲端，无子宫及输卵管。睾丸可正常分化，雌激素、睾酮一般正常。

（2）染色体为 46,XY 的 17α- 羟化酶缺乏：表现为性腺为睾丸，但由于 17α- 羟化酶缺乏造成雄激素不足，导致中肾管不能正常发育，外生殖器不能分化成男性，呈女性外阴，双侧隐睾、阴道盲端、无子宫及输卵管。伴盐皮质激素增多造成的高血压、低血钾，糖皮质激素减少，ACTH 增多，肾上腺皮质增生的表现。

（3）特纳综合征：先天性卵巢不发育，属于一种最常见的染色体异常型性发育异常。常见的染色体核型为 45,XO，表现为原发性闭经，卵巢不发育，常为条索状性腺，子宫小或缺如，有阴道，外阴发育幼稚，身材矮小，智力发育程度不一，常伴有内眦赘皮、肘外翻、蹼颈、盾胸、后发际低、腭高耳低、鱼样嘴等临床特征，还可有心脏、肾及骨骼等器官畸形。

🔍 **初步诊断**

46,XY 单纯性腺发育不全

🏥 **治　疗**

手术治疗：腹腔镜下见双侧腹股沟区域性腺样物，手术切除。病理提示：纤维性间质中可见卵巢样间质细胞。

📋 **后续情况**

考虑患者身高偏矮、食欲差，给予维生素 D、γ-氨基丁酸治疗。后续视生长发育情况，给予雌激素治疗。

点 评

住培医师

什么是 46,XY 单纯性腺发育不全？

46,XY 单纯性腺发育不全又称 Swyer 综合征，是一种罕见的性发育异常疾病。染色体核型为 46,XY。因原始性腺未能分化为睾丸，其既不分泌抗米勒管激素，也不产生睾酮，则中肾管退化，副中肾管可发育为输卵管、子宫和阴道。患者社会性别为女性，躯体发育正常，多因女性第二性征不发育或原发闭经就诊。

主治医师

46,XY 单纯性腺不全有哪些诊断要点？为什么要行 HCG 激发试验？

46,XY 单纯性腺发育不全患者为女性表型，发育及智力正常水平，由于低性激素水平，第二性征发育差，乳房不发育，外阴幼稚，阴毛及腋毛无或稀少。存在子宫的患者，多发育幼稚，性腺呈条索状，超声检查多未能探及性腺回声。内分泌检查提示高促性腺激素及低性激素水平，染色体检查为 46,XY，则诊断基本成立。

HCG 激发试验可用来评估睾丸合成雄激素的功能，反映睾丸间质细胞分泌睾酮的功能状况，亦可提示功能性睾丸组织是否存在。

本例患者出生时外阴性别模糊，年幼时有 2 次腹股沟疝手术史，对于此类患者应注意除外性发育异常。决定手术前应行染色体核型检查、激素测定辅助诊断。

李老师

本类型患者如何进行治疗？

本类患者治疗包括以下几个方面：①手术治疗：对 46,XY 单纯性腺发育不全的患者，一经诊断均应尽早切除条索状性腺组织，以免发生恶变，但可以保留子宫；②激素治疗：性腺切除术后，视患者生长发育情况给予激素疗法，可使乳房及外阴发育，还可使有子宫的患者月经来潮，同时可以预防冠心病和骨质疏松；在完成雌激素诱导下的乳房发育后可以使用周期性的雌孕激素序贯治疗；③心理干预，对患者及其家属进行心理干预，帮助患者强化其女性身份。

（李晓冬 郭伟）

参考文献

［1］中华预防医学会，生育力保护分会，生殖内分泌生育保护学组.性发育异常分类
与诊断流程专家共识［J］.生殖医学杂志，2022，31（7）：871-875.

［2］张耀，陆菊明，窦京涛，等.17α-羟化酶缺陷症的九例临床分析［J］.临床内科
杂志，2008，25（6）：377-379.

病例 50 性早熟

患者，女，7.5 岁。就诊日期：2022 年 2 月 7 日。

· **主诉**：发现双侧乳房发育 1 年。

· **现病史**：1 年前乳房开始发育，近期自觉身高增长稍快，近 1 年身高增加 10cm，具体乳房发育过程不详。父亲身高 168cm，母亲身高 155cm，双亲发育史未见异常。患者出生时无产伤或窒息史，幼年无发热、抽搐、癫痫史，无头部外伤手术史。无头痛、头晕、视觉异常等症状，无激素接触史。平素饮食可，肉食稍多，睡眠、智力可。无兄弟姐妹。

· **既往史**：既往体健。否认抗凝药物服用史，否认糖尿病、脑血管疾病、精神疾病史，否认外伤史，否认食物、药物过敏史，否认输血史。

· **月经婚育史**：无月经来潮。

· **个人及家族史**：无家族史及个人病史。

· **查体**：身高 128.1cm，体重 25kg，BMI 15.3kg/m^2。乳房 Tanner Ⅱ 期，乳核：左 2cm，右 2cm。无腋毛生长。

· **妇科检查**：幼女型外阴，无阴毛生长，大、小阴唇无增大及色素沉着，阴道口未见分泌物。

· **辅助检查**

（1）激素检查：FSH 3.12mIU/ml，LH 0.46mIU/ml，E$_2$ 10.32pg/ml。

（2）甲状腺功能：未见异常。

（3）超声：子宫体大小 2.51cm×1.5cm×1.04cm，内膜厚 0.1cm，宫颈 2.27cm×0.87cm×0.7cm。左卵巢 1.97cm×1.31cm×1.04cm，内见 0.67cm、0.51cm 卵泡。右卵巢 3.42cm×1.45cm×1.95cm，内见 0.82cm、0.47cm 卵泡。

（4）骨龄：9 岁。

（5）GnRHa 激发试验：详见下表。

表4　GnRHa 激发试验结果

指标	0min	30min	60min	90min
FSH（mIU/ml）	2.18	11.59	15.77	19.33
LH（mIU/ml）	0.28	4.49	5.11	5.61
E_2（pg/ml）	7.0	—	—	—
T（ng/ml）	0.02	—	—	—

（6）垂体核磁：未见异常。

诊断思路

[病例特点]

患者为 7.5 岁儿童，乳房发育 1 年，无月经来潮，骨龄发育比患者实际年龄大 1.5 岁。饮食习惯尚可，无雌激素接触史。GnRHa 激发试验提示下丘脑－垂体－卵巢（HPO）轴反应阳性。彩超提示：双侧卵巢内有多个直径＞0.4cm 卵泡，卵巢容积：L 1.4ml，R 5.1ml。垂体核磁未见异常。

[鉴别诊断]

（1）外周性性早熟：该患者约 6.5 岁乳房开始发育，LH 0.46mIU/ml，考虑性早熟。虽然女童性早熟大部分为中枢性，但根据患者情况不能除外外周性性早熟，因此进一步行 GnRHa 激发试验予以鉴别。该患者试验结果阳性，所以诊断为中枢性性早熟。GnRHa 激发试验是诊断中枢性性早熟的金标准，也是区别于外周性性早熟的检查。激发后 LH＞5.0mIU/ml 时考虑中枢性性早熟。

（2）单纯乳房早发育：为女童不完全性性早熟最常见的类型，除乳房发育外，不伴有其他性发育的征象，无生长加速和骨骼发育提前，不伴有阴道出血，激素及超声检查可鉴别。该类患者中部分可发展为中枢性性早熟，所以需要动态追踪观察，每 3～6 个月进行一次临床评估，随访 1～2 年。

🔍 初步诊断

中枢性性早熟（特发性）

➕ 治　疗

（1）评估患者基本情况：该患者遗传身高为 150～160cm，根据《中国儿童生长标准》7.5 岁女童中位身高 122.5cm，中位体重 23.5kg，中位 BMI 15.0kg/m^2。该患者身高位于 90th～95th 百分位，显著高于平均水平；体重位于 75th～90th 百分位，高于平均水平；BMI 位于 50th～75th 百分位，属于正常范围。

总体评价：患者身高、体重皆高于正常水平。

（2）抑制 HPO 轴：注射 GnRH-a 首剂 80～100μg/kg，最大量 3.75mg，其后每 4 周注射 1 次。监测身高增长情况。

（3）补充维生素 D 和钙，多进行户外运动。

（4）改善饮食习惯。

📋 后续情况

GnRH-a 治疗 3 个月后乳核消失。复查性激素：FSH 0.3mIU/ml，LH 0.2mIU/ml，E$_2$ 4.51pg/ml，治疗 1 年内身高增长速度为每月 0.5～0.9cm，治疗 1 年后身高达 135cm。复查超声：子宫体大小 1.78cm×1.77cm×1.02cm，内膜厚 0.08cm，宫颈 1.91cm×0.83cm。左卵巢 1.07cm×1.05cm×0.78cm，右卵巢 1.31cm×1.32cm×0.6cm。骨龄：约 10 岁（生理年龄 8.5 岁）。

继续用药，随后生长速度下降，每月 0.3～0.5cm。治疗 18 个月后身高达 137.9cm（生理年龄 9 岁 3 个月）。因生长速度缓慢，停用 GnRH-a 治疗。停药后，身高增长速度为每月 0.6～1.1cm，停药 10 个月复查骨龄约 11 岁（生理年龄 10 岁 1 个月）。停药 2 年，身高达 151.5cm（生理年龄 11 岁 3 个月），体重 40kg，未来月经，随诊。

点评

住培医师

什么是中枢性性早熟？原因有哪些？如何诊断？

任何第二性征出现早于正常人群性发育年龄平均值的 2 个标准差称为性早熟（precocious puberty）。临床上，女童 7.5 岁前出现乳房发育或 10 岁前月经初潮可诊断为女性性早熟。中枢性性早熟（central precocious puberty，CPP）约占女童性早熟的 80%，是由于 HPO 轴提前启动造成的，包括特发性性早熟和继发性性早熟。特发性性早熟患者无导致青春期提前的器质性病变；继发性性早熟是由于中枢系统病变继发引起，如下丘脑区的肿瘤，脑炎、脑膜炎、脑积水等非肿瘤性疾病及头颅外伤等。同时一些代谢性疾病，如原发性甲状腺功能减退，下丘脑分泌促甲状腺激素释放激素增多，不仅增加促甲状腺激素分泌，同时也增加促性腺激素分泌，导致性早熟。

激素测定是诊断 CPP 的重要手段，尤其 LH 升高是 HPO 轴启动的重要生化标志，但因 LH 呈脉冲式分泌等影响，基础 LH 在诊断上的意义受限。LH＞0.2mIU/ml 可作为筛选性发育启动的指标，可考虑行 GnRHa 激发试验以确诊。激发峰值 LH＞5mIU/ml 或 LH 峰/FSH 峰＞0.6，可诊断 CPP。当 LH＜0.2mIU/ml 时不能完全排除 CPP，需结合临床分析。超声检查也是诊断 CPP 的重要手段，妇科超声提示子宫长度 3.4～4.0cm，卵巢容积 1～3ml（卵巢容积＝长×宽×厚×0.5233），并可见多个直径≥4mm 的卵泡，提示青春期启动。同时要行甲状腺功能、肾上腺功能、骨龄等检查。

本例患者 7.5 岁即出现乳房发育 1 年，骨龄提前，LH 水平＞0.2mIU/ml，因此行 GnRHa 激发试验，结果提示 LH＞5mIU/ml。结合超声检查及垂体核磁即可发现患者性早熟为 HPO 轴启动造成，属于特发性，因此可以确诊中枢性性早熟。

主治医师

本例患儿为什么用 GnRH-a 治疗？

本例患儿为中枢性性早熟（特发性），因此药物抑制 HPO 轴启动是有效的治疗方法。

GnRH-a 是 GnRH 的激动剂，是治疗中枢性性早熟的首选药物。长效、大剂量的用药能使垂体细胞表面的 GnRH 受体减少，不能接受刺激信号，达到有效抑制 HPO 轴、降低性激素分泌、减缓骨龄进展的目的。6 岁以前开始 GnRH-a 治疗的 CPP 女童身高获益明显，6~8 岁女童亦有所获益，但对 8 岁以后的女童最终成年身高改善作用有限。

李老师

药物治疗性早熟，随访的时间及注意事项是怎样的？

GnRH-a 治疗期间建议每 3 个月测量身高、体重以及第二性征发育状况，第二性征的发育情况包括乳房及阴毛发育，可以采用 Tanner 分期记录，每半年监测 1 次骨龄。治疗过程中需每 3~6 个月监测 FSH、E_2、LH 水平，以评估 HPO 轴抑制情况。治疗有效的指标包括：生长速率正常或下降、乳腺组织回缩或未继续增大、骨龄进展延缓、HPO 轴处于受抑制状态。

GnRH-a 治疗期间应注意用药的安全性。GnRH-a 的长期治疗安全性良好，偶尔出现皮疹、潮红、头痛，但通常短暂轻微，不影响治疗；少部分的患儿可出现局部反应，过敏反应罕见。治疗过程中会出现点火效应、局部注射部位的无菌性脓肿等，但总体来说，GnRH-a 治疗的安全性较好。

治疗期间同时需要注意补充维生素 D 和钙，保证充足睡眠，适当加强运动尤其是拉伸运动。

（李晓冬　郭伟）

参考文献

［1］中华医学会儿科学分会内分泌遗传代谢学组.中枢性性早熟诊断与治疗专家共识（2022）［J］.中华儿科杂志，2023，61（1）：16-22.

［2］ESPE/LWPES Consensus Group.Management of premature thelarche［J］.Hormone Research in Paediatrics，2013，80（2）：130-136.

［3］Liora L，Anna P，Moshe P. Growth pattern and final height after cessation of gonadotrop in suppressive therapy in girls with central sexual precocity［J］. Journal of Clinical Endocrinology & Metabolism，2007，92（9）：3483-3489.

［4］Bangalorekrishna K，Fuqua J，Rogol A，et al.Use of gonadotropin-releasing hormone analogs in children：Update by an International Consortium［J］. Hormon Research in Pediatrics，2019，91（6）：1-16.